がん化学療法看護
はじめの一歩

編集
鈴木美穂
濱　敏弘

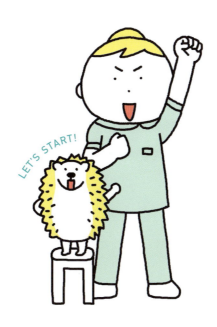

照林社

執筆者一覧

● 編集

鈴木美穂	聖路加国際大学看護学研究科教授、元 がん研究会有明病院看護部副看護部長
濱　敏弘	がん研究会有明病院院長補佐／薬剤部長

● 執筆 (執筆順)

濱　敏弘	がん研究会有明病院院長補佐／薬剤部長
吾妻慧一	がん研究会有明病院薬剤部・がん専門薬剤師
大友陽子	がん研究会有明病院看護部がん治療支援緩和ケアチーム・がん看護専門看護師
上間美夕紀	がん研究会有明病院看護部総合腫瘍科病棟・がん看護専門看護師
横井麻珠美	がん研究会有明病院看護部呼吸器科病棟・がん化学療法看護認定看護師
吉田真理子	がん研究会有明病院看護部消化器化学療法病棟
長崎礼子	がん研究会有明病院看護部外来治療センター・がん化学療法看護認定看護師
羽田　忍	がん研究会有明病院看護部消化器化学療法病棟・慢性疾患看護専門看護師
黒田直子	がん研究会有明病院看護部外来治療センター・がん化学療法看護認定看護師
鈴木美穂	聖路加国際大学看護学研究科教授、元 がん研究会有明病院看護部副看護部長
縄野一美	がん研究会有明病院看護部肝胆膵外科病棟
小泉智子	がん研究会有明病院看護部呼吸器科病棟
財津清香	がん研究会有明病院看護部呼吸器科病棟
加藤小巻	がん研究会有明病院看護部外来治療センター
柴田陽光	がん研究会有明病院看護部総合腫瘍科病棟
小笠原麻衣子	がん研究会有明病院看護部乳腺科病棟

はじめに

　本書は、新卒看護師やがん化学療法に初めて携わる看護師が、基本的ながん化学療法の考え方や知識の整理、看護実践上のポイントを理解し、患者への安心・安全な看護の提供につながることをめざして制作しました。ですから、できるだけイラストや写真をいれて、視覚的にも理解しやすくなるように工夫しています。

　一方で、静脈穿刺や輸液ルートの管理など、がん化学療法看護に用いられている看護技術が、基礎看護技術の教科書でみられるものと違わないことに読者の皆さまも気づくと思います。本書には、基礎看護教育で学習した以上の新しい看護技術はほとんど登場しません。ただ、その基本技術を使う場が抗がん薬を取り扱う場であるだけです。しかしながら、その基本技術を適切に応用するためには、がん化学療法に関する知識が大いに必要になります。がん化学療法の看護では、抗がん薬を取り扱うその日、その瞬間の確実な技術はもちろん大切ですが、その日だけでは終わらない、レジメンの経過のなかにその時の治療があることや、抗がん薬投与のない日でもケアが必要であることを理解することが不可欠なのです。

　本書では、こうしたがん化学療法看護における流れや経過を強調しました。Part 2からPart 4までは時間軸で構成し、Part 5ではよくみられる副作用を項目ごとに取り上げたあとに、代表的なレジメン例を挙げて、各項目のケアがレジメンのなかでどう位置づけられ、意味づくのかをイメージできるようにまとめました。また、取り扱う薬剤の作用メカニズムや使用目的を理解しておくことも重要なので、薬剤師の方々に専門的に執筆いただきました。

　がん化学療法は、日々新薬が開発され、まさに日進月歩です。がん化学療法を安全に提供するには、看護師は常に知識や技術をアップデートしなければなりません。その礎となる基本的な知識と技術の獲得に本書が貢献できれば幸いです。さらには、がん化学療法看護の面白さを感じるきっかけとなり、より深くがん化学療法看護の魅力を追究する仲間が増えることを期待しています。

2016年12月

編者を代表して

鈴木　美穂

目次

がん化学療法看護 はじめの一歩

一目でわかる！ がん化学療法の流れ

Part 1 がん化学療法の基礎知識

- 目的、レジメン、判定基準と副作用評価 …… 2　濱 敏弘
- 抗がん薬の種類と作用メカニズム …… 6　吾妻慧一

Part 2 がん化学療法の治療開始前

- 患者の理解の確認 …… 8　大友陽子
- 意思決定支援 …… 11　上間美夕紀
- 患者の身体的準備状態（適応基準） …… 15　大友陽子

Part 3 抗がん薬投与開始まで

投与当日のアセスメント
- 問診、バイタルサイン、検査結果の確認 …… 20　横井麻珠美

薬剤の準備・曝露対策
- ①輸液セット、遮光袋の選択 …… 22　吉田真理子
- ②プライミング …… 26　吉田真理子

Part 4 抗がん薬投与から終了まで

投与時の管理・注意事項
- ①末梢静脈ライン、中心静脈ポート …… 32　長崎礼子
- ②動脈ポート、髄注 …… 38　長崎礼子
- ③筋肉注射、皮下注射 …… 41　長崎礼子
- ④ラインの抜去 …… 44　羽田 忍

すぐに現れる急性の副作用と対処法
- ①過敏症、インフュージョンリアクション …… 46　長崎礼子
- ②血管外漏出 …… 54　長崎礼子

服薬管理
- 経口抗がん薬の服薬指導 …… 62　黒田直子

Part 5 副作用マネジメント

　　セルフケア支援 ………………………………… 68　上間美夕紀

■ 副作用とその対策

患者が自覚できる副作用
- ①悪心・嘔吐 ……………………………… 72　横井麻珠美
- ②口腔粘膜炎 ……………………………… 78　横井麻珠美
- ③食欲不振、味覚障害 …………………… 81　横井麻珠美
- ④下痢 ……………………………………… 85　黒田直子
- ⑤便秘 ……………………………………… 90　黒田直子
- ⑥倦怠感 …………………………………… 94　黒田直子
- ⑦脱毛 ……………………………………… 97　黒田直子
- ⑧末梢神経障害 …………………………… 100　縄野一美
- ⑨手足症候群 ……………………………… 104　小泉智子ほか
- ⑩皮膚乾燥 ………………………………… 108　財津清香ほか
- ⑪ざ瘡様皮疹 ……………………………… 110　小泉智子ほか
- ⑫爪囲炎 …………………………………… 112　財津清香ほか
- ⑬紅斑、色素沈着 ………………………… 114　小泉智子ほか
- ⑭性機能障害 ……………………………… 116　黒田直子

検査でわかる副作用
- ①骨髄抑制 ………………………………… 121　柴田陽光
- ②腎障害 …………………………………… 127　柴田陽光
- ③肝障害 …………………………………… 132　柴田陽光
- ④肺障害（間質性肺疾患） ………………… 137　小泉智子ほか
- ⑤心毒性 …………………………………… 140　縄野一美
- ⑥高血圧 …………………………………… 144　小笠原麻衣子

■ 代表的なレジメンと看護ケア
- ①XELOX＋ベバシズマブ ………………… 148　小笠原麻衣子
- ②R-CHOP ………………………………… 155　縄野一美

■ オンコロジック・エマージェンシー
- ①腫瘍崩壊症候群 ………………………… 163　羽田　忍
- ②発熱性好中球減少症 …………………… 167　羽田　忍
- ③その他の症状 …………………………… 172　羽田　忍

　付録　主な抗がん薬一覧 …………………… 174　吾妻慧一
　索引 …………………………………………… 182

- 本書で紹介している治療・手技・ケア等は著者が臨床例をもとに展開しています。実践より得られた方法を普遍化すべく努力しておりますが、万一本書の記載内容によって不測の事態等が起こった場合、編者、執筆者、出版社はその責を負いかねますことをご了承ください。なお、本書掲載の写真は執筆者の提供によるものであり、臨床症例からご家族・患者ご本人の同意を得て使用しています。
- 本書で紹介したレジメンや各薬剤の使用方法は、各執筆者の実践に基づく一例であり、薬剤の投与量や投与スケジュールは、すべての患者さんに適するものではありません。個々の患者さんの治療開始前には、医師・薬剤師とともに学会ガイドラインを確認し、安全に治療を実施できるようご配慮ください。
- 本書に記載している薬剤の外観および選択・用量等は、出版時最新のものです。薬剤の使用にあたっては、個々の薬剤の添付文書を参照し、適応・用量等を常にご確認ください。

一目でわかる！がん化学療法の流れ

がん化学療法では、抗がん薬の投与を中心に、さまざまな看護ケアが求められます。まず全体像をおさえて、それから各Partの項目を読むことで理解しやすくなります。

治療の流れ / ナースが行うこと

「がん」の確定診断

がん化学療法開始前
- 情報提供
- 意思決定
- インフォームドコンセント

ナースが行うこと：
- 抗がん薬・レジメンの理解 → **Part 1 p.1〜**
- 意思決定支援
- セルフケア支援
- 患者理解、適応基準の確認 → **Part 2 p.7〜**

抗がん薬投与当日
- 医師からの指示【医師】
- 投与当日のアセスメント
- ミキシング【薬剤師】
- 薬剤搬送

ナースが行うこと：
- 問診、バイタルサイン、検査結果の確認 → **Part 3 p.19〜**

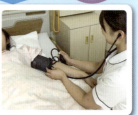

抗がん薬投与直前
- 投与直前のアセスメント
- 指示内容の確認
- 投与開始

ナースが行うこと → **Part 3 p.19〜**：
- 問診、バイタルサインの確認
- 6Rの確認
- 輸液セット、遮光袋の選択
- 前投薬
- 曝露対策
- プライミング
- ライン接続

抗がん薬投与時
- 投与から終了までの管理
- 副作用のマネジメント

ナースが行うこと → **Part 4 p.31〜**：
- 投与経路別の管理・ケア
- 副作用（急性）の観察・ケア
- ライン抜去
- セルフケア支援

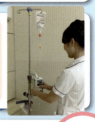

がん化学療法開始後
- 副作用のマネジメント

ナースが行うこと：
- 副作用、オンコロジック・エマージェンシーの観察・ケア → **Part 5 p.67〜**

投与サイクルの間・治療終了後
- 副作用のマネジメント
- 外来によるフォローアップ
- 検査と効果判定

→ **Part 2 p.7〜**

ナースが行うこと：
- 副作用（遅発性）の観察・ケア
- セルフケア支援
- 意思決定支援

→ **Part 5 p.67〜**

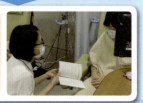

Part 1
がん化学療法の基礎知識

- 目的、レジメン、判定基準と副作用評価
- 抗がん薬の種類と作用メカニズム

これだけは知っておこう!

Part 1 がん化学療法の基礎知識

目的、レジメン、判定基準と副作用評価

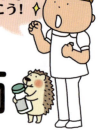

コレだけおさえよう！

- がん化学療法は、治癒とQOL維持向上・延命の2つの目的に分けられ、レジメンに基づき「効果」「副作用」「体調（PS）」の3つの要素をふまえて実施する。
- 最も治療効果が高く副作用が少ない標準治療から行うのが原則。
- 副作用評価では、Grade 2・3の見きわめが重要。

がん化学療法とは

- がんの治療法には、局所療法である「手術療法」「放射線療法」と、全身療法である「薬物療法」の3つがあります。この「薬物療法」がいわゆる「がん化学療法」です。
- 薬物療法の主体は、がん細胞の増殖を防ぐ作用を有するいわゆる抗がん薬です。抗がん薬には、「殺細胞性抗がん薬」「分子標的治療薬」「内分泌（ホルモン）治療薬」「免疫療法薬」があり、さまざまなメカニズムによりその作用を発揮します。
- 抗がん薬による治療をがん化学療法ともいいます。狭義では、化学物質によりがん細胞の増殖を抑える治療をいいますので、内分泌治療薬、免疫療法薬は含みません。しかし、臨床の場においては、「がん薬物療法」「がん化学療法」「抗がん薬治療」はほぼ同義で使われます。本書では厳密な分類はせずに、主に「がん化学療法（以下、本文中では化学療法）」を使います。

1 がん化学療法の目的

- 化学療法は、治癒を目的とする場合と、QOLの維持向上、延命を目的とする場合の2つに大別されます（表1、2）。化学療法を受けるがん患者と接する場合、その患者は何の目的で抗がん薬の投与を受けているのか理解することが重要です。

- QOL：quality of life、生活の質。

1 治癒をめざすがん化学療法

- 治癒をめざす化学療法には、血液がんに対する治療や、術前・術後の補助化学療法があります。
- 術前・術後の補助化学療法は、実施する治療回数（サイクル）が決まっています。決められた投与量を、スケジュールどおりに、決められた回数投与することが治療の目標となります。

治療強度を下げずに完遂することをめざします。そのため、"副作用がつらい"という患者からの訴えに対しても、安易に減量や中止はせず、適切な副作用対策をしながら、一時的にQOLが低下しても治療継続を優先することがあります。時には"あと2回なのでがんばりましょう！"と励ます場合もあります。

- **治療強度**：一定の期間に投与される抗がん薬の量。5mg/1週毎2回と10mg/2週毎1回は同じ治療強度である。

2 QOLの維持向上、延命をめざすがん化学療法

- 手術不能、進行・再発がんに対する化学療法です。治癒を目的とせずQOLを維持することが目的となるため、化学療法によりQOLが低下することがないように、適宜治療強度を調整します。副作用の発現状況や患者の体調により、投与量を減量したり、投与間隔を延ばしたりします。治療効果がなくなる（PDになる、表3参照）まで継続します。

表1 がん化学療法を行う目的

目的	特徴
治癒（寛解）	● 化学療法単独、あるいは他の治療との併用により治癒、寛解が期待できる ● 血液疾患などが適応となる
術前補助療法	● 手術や放射線治療前の腫瘍縮小効果を期待して行われる ● 切除範囲の縮小や、全身に広がっている可能性のあるがん細胞を死滅させることをめざす ● 各がん種によって治療期間が設定されている ● 化学療法の効果が得られない場合のリスクがある
術後補助療法	● 手術や放射線治療により、がんを取り除いたあとに行われる検査では指摘できないものの全身に広がっている可能性のあるがん細胞を、死滅させることを期待した完治をめざす（再発リスクを抑制する） ● 各がん種によって治療期間（半年〜1年程度）が設定されている
延命（生存期間の延長）	● 転移などで手術や放射線治療ができない場合や、再発時に用いられる ● 治癒は期待できず、効果と副作用のバランスをみながら行われ、治療期間の設定はない
QOLの維持向上・症状緩和	● 腫瘍の増大によって出現する疼痛などの症状に対し、抗がん薬を投与することで症状を抑える

表2 各種悪性腫瘍に対するがん化学療法の有効性

有効性	悪性腫瘍の種類
治癒が期待できる	急性骨髄性白血病、急性リンパ性白血病、悪性リンパ腫、胚細胞腫瘍など
延命が期待できる	乳がん、卵巣がん、小細胞肺がん、多発性骨髄腫、骨肉腫など
症状の緩和が期待できる	軟部組織腫瘍、頭頸部がん、食道がん、子宮がん、胃がん、膀胱がん、前立腺がん、膵がん、肝がんなど
がんの薬物療法の期待が小さい	甲状腺がん

国立がんセンター内科レジデント編：がん診療レジデントマニュアル 第5版，医学書院，東京，2010：21. より引用、一部省略

- 治癒をめざす補助化学療法とは異なり、"無理せず長く治療を継続する"ことが大切です。そのため、むやみに"がんばりましょう！"ではなく、患者の訴えをよく聞き、治療効果とのバランスで治療継続の可否を決定します。

2 レジメン

- レジメンとは、抗がん薬の種類、組み合わせ、投与量、投与時間、投与間隔などの投与手順を定めた治療計画書をいいます。実臨床では、それらに加えて実際に投与するための抗がん薬を溶解する輸液の種類とその用量、抗がん薬投与により生じる悪心・嘔吐やアレルギーなどを予防するための支持療法薬を含めてレジメンと呼ぶことが多いです。
- 手順を示すレジメンと類似した用語に「プロトコル」があります。化学療法においては、プロトコルでなくレジメンが使われるのは、レジメンには順番だけでなく時間の概念が含まれているからと考えます。
- 例えば、①制吐薬を投与する、②生理食塩液50mLに溶解した抗がん薬Aを15分で投与する、その後、③生理食塩液500mLに溶解した抗がん薬Bを60分で投与するという場合、プロトコルでは、①②③の順番が間違っていなければ正しいとなります。①と②の間の時間は規定されません。しかし、レジメンには投与の順番と投与タイミングという時間の概念が加わります。一般的に制吐薬は、抗がん薬投与の15～60分前に投与されなくては効果を十分に発揮しません。すなわち、制吐薬投与後ただちに抗がん薬を投与した、または2時間後に投与した、では投与の順番は正しくても、正しい投与とはいえません。
- 重大なアクシデントとして、14日ごとの投与を連日投与、あるいは7日後に投与した、などが報告されています。抗がん薬投与の場合は投与しない時間の把握がとても大切であり、前回いつ投与したか、レジメンに規定された休薬期間が経過しているか、必ず確認します。

3 標準治療

- その時代に最も副作用が少なく治療効果が高いとされるレジメンを「標準治療レジメン」といいます。臨床試験をする場合の対照となるレジメンともいえます。化学療法は、最も治療効果が期待できるレジメンから実施するのが原則です。
- レストランのメニューに例えるなら、標準治療は実績のある定番メニューであるといえます。おいしいものを後回しにして、食べ損なったらとても残念です。そのレストランで最もおいしい定番メニューをまず食べるというのが化学療法の基本です。一方、新しい治療法である臨床試験レジメンは新作メニューといえます。新しいものは目新しいという期待はありますが、いつもおいしいとは限りません。それと同様に、新しい治療が必ずしも効果があるとは限りません。まずは、定番メニューである標準治療から開始するのが化学療法の基本です。

4 がん化学療法における効果判定の考え方

- 歯が痛くて鎮痛薬を服用した場合、痛みがなくなればその薬剤はよく効いたと判定します。痛みが半減すれば効果ありと判定し、服用後も痛みが変わらない場合はその薬剤は効かない

表3 治療効果の評価

完全寛解 （CR：complete response）	● 腫瘍がすべて消失し、その状態が4週間以上続いている場合 ● この状態を長く続けることで治癒に結びつく
部分寛解 （PR：partial response）	● 腫瘍の縮小率が50％以上で、新しい病変の出現が4週間以上ない場合 ● 完全に治ったわけではないが、薬剤がよく効いていて、ほとんどの症状は消失している
不変 （SD：stable disease）	● 腫瘍の大きさがほとんど変わらない場合（50％以上小さくもならず、25％以上大きくもならない場合） ● がんは放置すれば大きくなるため、大きさが変わらないのは、薬剤の効果があったことを意味する
進行 （PD：progressive disease）	● 腫瘍が25％以上大きくなった場合、もしくは別の場所に新たな腫瘍ができた場合

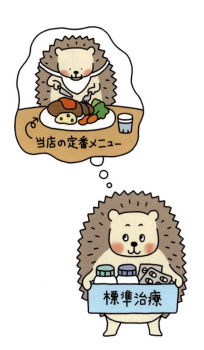

と判定します。多くの場合、薬剤を服用して症状が軽快すると"効果あり"と判断し、服用しても症状が変わらない場合は"効果なし"と判断します。
- 抗がん薬治療の場合は、がんが小さくならなくても大きくならなければ、すなわち、不変（SD、表3）の場合も"効果あり"と判断し、治療を継続します。

5 副作用の評価

- 副作用の評価として、**CTCAE**を用いたグレード評価がよく行われます。
- CTCAEの規準に従うグレード評価はGrade 1〜5の5段階になりますが、抗がん薬投与時の副作用評価では、Grade 2とGrade 3の見きわめが重要となります。
- 抗がん薬はいずれも副作用が必発しますので、副作用が発現してもただちに中止や減量することはしません。Grade 1、2レベルの副作用の場合には、対症療法などをしながら、時には減量しながらでも投与継続の可否を検討します。しかし、生活に支障をきたすGrade 3の副作用が発現すると、原則投与中止とします。レジメンの**用量規制因子**が何であるのかと、そのGrade 2と3のレベルの違いを理解することもがん看護のうえで重要な視点です。

 Word
- **CTCAE**：Common Terminology Criteria for Adverse Events、有害事象共通用語規準。現在はバージョン4.0（CTCAE Ver.4.0、2009年5月公開）が用いられている。
- **用量規制因子**：効果があっても投与中止、減量、延期する要因。

（濱 敏弘）

Part 1 がん化学療法の基礎知識

抗がん薬の種類と作用メカニズム

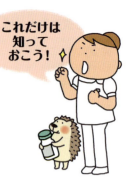

これだけは知っておこう！

コレだけおさえよう！
- 抗がん薬は大きく「殺細胞性抗がん薬」「分子標的治療薬」「内分泌治療薬」「その他の抗がん薬」に分けられる。
- 薬剤の種類によって出現する副作用が異なるため、事前に把握しておく。

1 殺細胞性抗がん薬（p.174 付録 表1）

- 各薬剤で作用機序は異なりますが、がんの無限増殖に伴うDNA合成や細胞分裂を阻害することにより抗腫瘍効果を示します。

2 分子標的治療薬（p.178 付録 表2）

- 構造上の違いから、「小分子化合物」と「抗体薬」に大別されます。
- 一般的に、小分子化合物の標的分子に対する特異性は、抗体薬に比べると劣ります。そのため、副作用も多彩なものになっています。

3 内分泌（ホルモン）治療薬（p.178 付録 表2）

- ホルモン依存性に増殖するがんに対して、ホルモンの産生を停止するか、ホルモン受容体の機能を阻害することで抗腫瘍効果を示します。

4 その他の抗がん薬（p.178 付録 表2）

- 血管新生抑制作用、腫瘍壊死因子（**TNF-α**）産生抑制作用、Tリンパ球の刺激作用などを介して、抗腫瘍効果を示します。

Word
- **TNF-α**：tumor necrosis factor-α、腫瘍壊死因子。

（吾妻慧一）

Part 2
がん化学療法の治療開始前

- 患者の理解の確認
- 意思決定支援
- 患者の身体的準備状態(適応基準)

ここからケアを始めよう!

Part 2 がん化学療法の治療開始前

患者の理解の確認

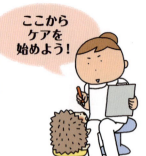

コレだけおさえよう!

- 「病状」「がん化学療法の目的」「がん化学療法に対するイメージ」「レジメン」について、患者の理解を確認する。
- 患者の理解の確認は、治療の選択や生活の調整に重要である。

● 病状の理解の確認

- 患者が化学療法を始める前に病状をどのように理解しているかは、患者が治療を完遂するために重要です。
- 患者は、がんと診断されるまでにさまざまな検査を受けます。その検査結果から、図1に挙げるポイントを患者自身が理解したうえで治療選択が行えているか確認する必要があります。
- 化学療法開始前は、診断がついて間もなかったり、再発が明らかになったり、患者にとっては衝撃が大きく混乱していることが多い時期です。患者は、十分適応できていなかったり、気持ちがついていかなかったり、現実感が伴わなかったり、頭が真っ白になってしまったりすることで、医師からの説明を十分に理解できない場合もあります。
- このような状況をふまえながら、患者が治療法の説明をどれだけ理解できたか確認することが必要です。

図1 病状の理解で確認したいポイント

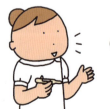
●●さん、ご自身の病状について、どのように理解されていますか？

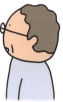

理解の確認ポイント
① **病状**をどのように説明され、理解しているか
② **疾患の特徴**を理解しているか
③ **治療法**は何があるか
④ 治療法のなかで、**標準治療として推奨される治療**が何か
⑤ 現在の病状で、化学療法は**標準治療**となるか否か

がん化学療法を行う目的の確認

- 近年、医学の進歩によって化学療法はさまざまな使い方をされています。根治目的、術前化学療法、術後化学療法、生存期間の延長、症状緩和など、目的によって化学療法の意味合いが異なります p.2 。
- 化学療法の目的によって、化学療法が行われる期間も異なります。患者自身が納得したうえで、前向きに自分の治療法として取り組むためにも、自身に行われる化学療法の目的を理解しておくことは重要です。

がん化学療法に対するイメージの確認

- 現代は、多種多様な情報をさまざまなツールで得ることができる時代となりました。そのため、テレビやドラマのイメージによって、化学療法は"つらい"イメージが強く、過剰に恐怖を感じている患者や家族が多くいます。また、それぞれの視点で執筆された本やインターネットの情報、ブログなどの情報があふれるなかで、患者が正しい情報を取捨選択するのは非常に難しくなっています。
- 化学療法は"つらい""やらないほうがいいと聞いた"とイメージが先行し、治療選択から除外される場合があります。
- 化学療法には、確かに必ず副作用があります。しかし、化学療法の副作用は使用する薬剤によって特徴的な副作用が異なることや、個人差があることを知らずに、さまざまな情報に触れることで患者の恐怖だけが増大している可能性があることを、理解しておかなければいけません。
- 患者が化学療法に対しイメージしている内容が、実際に行われる化学療法と合致しているか、実際に予想される副作用や治療効果に誤解が生じていないかなど、患者の理解内容を確認することは非常に重要です。

ナースの視点

- 副作用に向き合わなければならないのは患者自身であり、適切に支持療法を受けながら、副作用を最小限に抑えるために、患者のセルフケア能力を引き出す必要があります。
- 治療を完遂するためには、正しい情報を入手し、副作用対策の現状を理解し、「化学療法を行う」という患者自身の意思のもと、主体的に治療が受けられるようサポートしましょう。

レジメンの理解の確認

- 化学療法のレジメンを理解することは、副作用対策や通院頻度にかかわる生活の調整において非常に重要となります p.4 。

① 投与薬剤の種類と量

- 化学療法は、使用する薬剤と量によって副作用が異なります。各レジメンによって特徴的な副作用があるため、どのような副作用が出やすいのか、副作用対策によって副作用の軽減は期待できるのか、改善が難しい副作用がある場合はどのような生活の支障が出るのか、自分で主体的に行わなければならないセルフケアにはどのようなことがあるかを患者自身が理解し、セルフケアを行っていく必要があります。

> **ナースの視点**
> - レジメンごとの特徴的な副作用について、その患者に当てはめて考えましょう。
> - 例①末梢神経障害が出現する薬剤：投与を重ねるごとに強くなるため、家事や日常生活への支障、細かい作業をする仕事に就いている人は仕事にも支障をきたします。
> - 例②性機能障害が生じる可能性がある薬剤：今後、挙児希望がある場合はそのリスクを理解し、精子・卵巣保存（実施する猶予があるか）を考えなければいけない場合があります。

② 投与スケジュール

- 化学療法は、使用する薬剤やレジメンによって投与時間、投与順序、投与スケジュールが決まっています。投与時間・スケジュールによって、病院の滞在時間と通院頻度が異なります。
- 例えば、レジメンのなかには、週に1回外来化学療法を受けなければいけないものがあります。仕事がある人にとっては毎週外来化学療法を受けるために仕事を休む、代わりに休日に出勤するなどの調整が必要となる場合があります。また、薬剤投与時間によって1日休まなければいけないのか、半日や数時間でよいのかが変わってきます。
- 投与スケジュールによって患者の生活にどのような調整が必要になるのか、予定されたスケジュールによって化学療法を受ける意思決定に影響するのかを把握し、社会的な制度利用（傷病休暇など）で患者の負担軽減となるのであれば、必要な情報提供を行います。

（大友陽子）

Column　患者の医療費負担を軽くするために活用できる制度

抗がん薬は高額なものも多く、意思決定の過程において、医療費負担が大きな問題となることは多くあります。化学療法を受ける患者が、自分にとってよりよい治療を選択することができるよう、医療費負担軽減のために活用できる制度について、情報提供を行うことが大切です（表）。

このほかにも活用できる制度はありますが、すべての治療や患者が対象になるとは限りません。治療内容や患者個々の背景によって活用できる制度が異なるので、医療ソーシャルワーカーに相談できるよう調整しましょう。

（上間美夕紀）

表　医療費負担軽減のための制度（例）

高額療養費制度	治療にかかる費用のうち、公的医療保険が適用される費用は、高額療養費制度を活用することで、医療費の自己負担を軽くすることができる
傷病手当金	病気休業のため会社を休み、事業主から十分な報酬が受けられない場合に支給される

Part 2 がん化学療法の治療開始前

意思決定支援

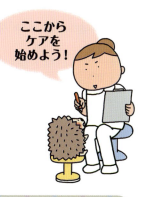

ここからケアを始めよう！

- がん化学療法を受ける患者はさまざま段階で意思決定を迫られる。
- 意思決定にあたって、患者が意思決定できる心身の状態であるか、患者・家族が適切な情報を得られているか確認する。
- 個々の患者の背景・個別性を、コミュニケーションを通してアセスメントし、問題を明確化、解決しながら意思決定を支援する。

がん化学療法を受ける患者の意思決定の場面

- がん治療では、「手術療法」「放射線療法」「化学療法」の3種類の治療方法が単独、あるいは組み合わせて行われます。化学療法は、血液疾患など一部のがんを除き、それだけで根治をめざすことはできませんが、多様な目的で行われています p.2。
- 患者は、①手術の前に化学療法を受けるか、②手術後に再発予防の目的で化学療法を受けるか、③薬剤の種類やレジメンなどはどうするか、④延命目的の治療を受けるか、⑤治療を継続するか中止するかなど、さまざまな段階で治療への意思決定をする必要があります。

意思決定を支援する看護

- 筆者は、あるがんサバイバーの講演で、「治療の選択は生き方の選択」という言葉を聴いたことがあります。それほどまでに、治療の選択、つまり"治療を受ける意思決定をする"ということは、患者にとって非常に重要なことだといえます。
- 意思決定という重要な場面では、患者が意思決定できる心身の状態であること、適切な情報が得られていること、患者の価値観や生活が尊重されていることが重要なポイントとなります。看護師はそれらをアセスメントし、必要な介入について検討します。

 Word

- **がんサバイバー**：がん闘病中の人、または経験者（その家族や友人などを含むこともある）。がん患者や家族などが、がん診断時から人生の最後まで、さまざまな課題を乗り越え生ある限りがんとともに自分らしく最良のQOLを生きることができるよう社会として支援するという考え方を「がんサバイバーシップ」という。（家族ケアは p.171 コラム）

図1 ストレスへの心の反応

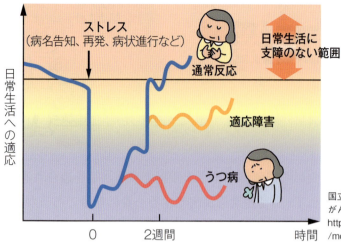

国立がん研究センターがん対策情報センター：がんと心. http://ganjoho.jp/public/support/mental_care/mc01.html. より許諾を得て転載

1 心身の状態をアセスメントする

- 身体的・精神的苦痛が大きい場合には、正常な判断をすることは困難であり、重要な意思決定をすることはできません。まずは苦痛のコントロールを優先して行う必要があります。
- 患者は、「身体的苦痛」については比較的容易に訴えることができます。しかし、がんの診断を受け、検査や治療方針の検討が進むなかで、「がんの告知を受けた衝撃」については患者や家族が抱え込んでいることが多くあります。
- がんの診断、再発や転移の告知などによりストレスを感じた場合、通常であれば2週間程度で徐々に回復してくるといわれていますが（**図1**）、一部の患者は適応障害やうつとなり、日常生活に支障をきたすことがあります[1]。

ナースの視点
- 患者の心身の状態をアセスメントするには、医師からの説明の際に同席し、患者の反応を確認し、説明後には「内容を理解できたかどうか」「どのように感じたか」を確認します。
- 精神的苦痛が大きく、重要な判断ができないとアセスメントした場合には、担当医師へ報告し、専門的な治療を受けることができるよう調整しましょう。

2 適切な情報を得られるよう支援する

- 患者が化学療法に関する意思決定をする際、適切な情報（**表1**、 p.8 ）は非常に重要な判断材料になります。
- 化学療法を受けることにより、腫瘍縮小効果、再発予防の確率、延命効果がどの程度得られるのかといった、"自分にとってのメリットは何か"を患者自身が把握することが大切です。
- これらの情報がない状況では意思決定は困難で、また適切な情報を得ないまま意思決定をした場合は、後になって「こんなはずじゃなかった」など、後悔する可能性もあります。看護師は適切な情報が得られているかを確認し、必要な場合は補足説明をする、再度医師の説明を

ナースの視点
- 家族も、患者と同様に治療に関する情報を得られていることが大切です。患者と家族が治療について情報を共有し、よりよい治療の決定ができるようサポートしましょう。

表1 がん化学療法に関する意思決定における適切な情報（例）

- □ 治療の目的
- □ 期待される効果（腫瘍縮小効果、再発予防の確率、延命効果など）
- □ 起こりうる副作用とその対処法
- □ 医療費の負担
- □ 患者が主体的に行わなければならないセルフケア
- □ 治療のスケジュール（今後の見通し、日常生活に導入可能かどうかなど）
- □ 日常生活の変容や調整が必要となること

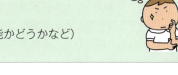

受ける場を設定する、**がん相談支援センター**へつなぐ、セカンドオピニオンを提案する、などの介入を行います。

- ●がん相談支援センター：全国のがん診療連携拠点病院などに設置されているがんの相談窓口。

③ 患者の価値観や生活を尊重できるよう支援する

- ●化学療法の意思決定の場面の一例として、「手術後の化学療法を受けると、再発の確率が10％減る」という科学的根拠に対して、「再発の確率が10％も減るなら治療を受ける」と考える患者もいれば、「10％しか減らないなら、治療は受けない」と考える患者もいます。その背景には、まだ幼い子どもがおり、子どものために少しでも再発のリスクを避けたいという思いや、子どものそばにいて遊び相手や家事をすることが生きがいで、治療の副作用によりそれが少しでも困難になるのは避けたい、といった患者個々の価値観や生活があります。
- ●化学療法に関する意思決定をする際には、患者の価値観や生活のこともあわせて考えることが大切だと患者自身が気づくことが重要です。
- ●化学療法を提示される患者の背景は多種多様であり、意思決定を困難にさせる要因も個別性が大きいものです。コミュニケーションを通して、患者の価値観や生活のなかで大切にしていることを引き出しアセスメントを行い、問題を明確にして、解決しながら、患者が自分で治療への意思決定ができるよう支援していくことが看護師の大切な役割といえます。

（上間美夕紀）

文献
1. 国立がん研究センターがん対策情報センター：がんと心. http://ganjoho.jp/public/support/mental_care/mc01.html（2016.10.31.アクセス）

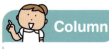

Column 患者の思いを引き出すコミュニケーション

患者の思いを引き出すことは、容易なことではありません。

特に化学療法は、がんの初期治療や補助治療、再発や転移の際など、あらゆる時期の患者に行われる治療であり、それぞれの時期で患者の不安は異なります。

化学療法に関する説明は外来で行われることが多く、外来診療のなかで、看護師が患者の思いを聴くための十分な時間をとることができない場合もあります。

そのような状況において有用なスキルとして、「NURSE（ナース）」（表）を用いたコミュニケーションスキルが知られています。

（上間美夕紀）

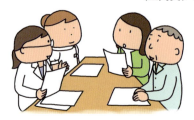

表 ▶ NURSE

N	**N**aming 命名	患者から表出された感情に名前をつけ、受け入れていることを表明する
U	**U**nderstanding 理解	患者が話す感情的な反応について、医療者がそのことは理解できていると表明する
R	**R**especting 承認	患者の感情に尊敬の意を表す
S	**S**upporting 支持	患者の状況に理解を示し、支援するための意欲とともに、協力して問題に向かおうと思っていることを表明する
E	**E**xploring 探索	患者に起こっている状況を理解し、それが患者にとってどのような意味をもつのかを明確にしていく

關本翌子，栗原美穂，市川智里：NURSEとはどのようなコミュニケーションスキルか．日本がん看護学会監修，患者の感情表出を促すNURSEを用いたコミュニケーションスキル，医学書院，東京，2015：1-6．より引用

Part 2 がん化学療法の治療開始前

患者の身体的準備状態（適応基準）

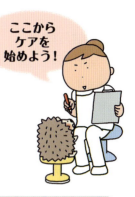

コレだけおさえよう！
- 既往歴のほか、全身状態（PS）、各臓器の状態によって、がん化学療法が不適応の場合がある。

既往歴

1 がんの既往

- がんの既往を確認し、治療歴を把握することは重要です（表1）。

2 その他の既往・併存症

1 間質性肺炎・肺線維症

- 基礎疾患として間質性肺炎あるいは肺線維症がある場合には、間質性肺疾患の出現および増悪の頻度が高くなります。

2 糖尿病

- 糖尿病がある場合は、ステロイドなどの影響により、血糖コントロールが不良になる可能性があります。場合によっては、制吐目的のステロイドの使用中止や減量を検討する必要が出てきます。

表1 注意したいがんの治療歴

治療歴	考えられること
手術療法	腹部の手術をしていれば、癒着を起こし、腸の動きが悪い場合がある。化学療法の副作用として便秘のリスクがあるため、化学療法を契機に腸閉塞を発症する場合がある
放射線療法	骨髄抑制が強く出たり、遷延する可能性がある
化学療法	心毒性のリスクがある薬剤などでは、一生涯の投与量が決まっているものもある

3 過敏反応

- 一般的なアレルギー歴は非常に重要です。アレルギー歴は過敏反応のリスクファクターになります。特に、白金製剤、タキサン系、抗体薬 Wordはリスクが高くなります。例えば、有機溶剤過敏患者の場合は、有機溶剤が含まれるパクリタキセル製剤のタキソール®などの投与でアレルギー反応を起こしたり、アルコール過敏症の患者は無水エタノールで溶解している化学療法を使用する場合には注意が必要になります。そのため、過敏症やアレルギー疾患がある場合は、慎重な投与が必要です。
- あらかじめ問診で過敏症やアレルギー疾患があるか確認し、状況に応じて事前に抗アレルギー薬の投与が必要か検討します。

performance status (PS)

- PSは、全身状態の指標として用いられます（表2）。
- 適応のめやすは「PS0〜2」です。
- 「PS3〜4」の患者の場合には、治療に対する有効性が期待できないことが多く、副作用も強く現れることが予想されるため、化学療法の適応とならない場合があります。

Word
- PS：performance status、パフォーマンスステータス。全身一般状態を患者の日常生活の制限の程度で評価する指標。

ナースの視点
- がん患者では、部位によっては疼痛などのがん自体によって生じる症状が強く、症状をコントロールすることでPSが改善する場合があります。
- 本当にPSが低下しているのか、局所の可逆的な症状によって低下しているのかをアセスメントし、症状によって低下しているのであれば、患者の身体的準備として症状コントロールを行いましょう。

表2 ECOGのperformance status (PS)

	PS	状態
	0	● 無症状で制限を受けることなく、発病前と同じように社会活動が行える
	1	● 軽度の症状があり、肉体労働は制限を受けるが、歩行や軽労働、例えば軽い家事や事務作業などはできる
	2	● 歩行や身の回りのことはできるが、時に少し介助がいることもある ● 軽労働はできないが、日中の50％以上は起居している
適応不可の場合あり	3	● 身の回りのことはある程度できるが、しばしば介助がいる ● 日中の50％以上は就床している
	4	● 身の回りのことは何もできず、常に介助がいる ● 終日就床している

Common Toxicity Criteria, Version 2.0 Publish Date April 30, 1999.
http://ctep.cancer.gov/protocolDevelopment/electronic_applications/docs/ctcv20_4-30-992.pdf、JCOGホームページhttp://www.jcog.jp/（2016.10.31.アクセス）より引用

各臓器の状態、その他

1 腎機能

- 化学療法のなかには、副作用として腎毒性があるものがあります。腎毒性によって腎機能が低下し、尿排泄が滞り、水分貯留による浮腫や肺水腫、心不全が起こります p.127。
- 徴候として、体重増加が起こるため、化学療法開始前の体重を把握し、化学療法開始後に体重増加がどれくらいあるか比較します。
- 一部の化学療法では、腎臓で代謝されることにより、直接組織に損傷を与え、腎障害を起こす場合があります。そのため「Ccr、GFR≧60mL/分」が投与基準となり、Ccrの値により投与量を減量・中止することがあります。

Word
- Ccr：creatinine clearance、クレアチニンクリアランス。
- GFR：glomerular filtration rate、糸球体濾過率。

ここがコツ！
- 患者自身にも腎毒性の副作用を理解してもらい、水分摂取を積極的に行い、排尿するようにしてもらいます。

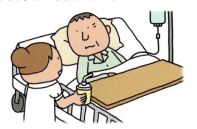

2 肝機能

- 腎臓と同様に、一部の抗がん薬は肝臓で代謝されることにより、直接組織に損傷を与え、肝障害を起こす場合があります p.132。
- 「AST/ALT＜ULNの2倍」が投与基準となり、肝機能検査値により投与量や投与間隔の検討が行われます。

ここに注意！
- 「飲酒歴」がある場合には、肝臓に負担をかけることがあります。
- あまりに多量の飲酒を毎日続けている患者には、減量してもらう必要があります。また、多量に飲酒していて減量・禁酒する場合は離脱症状にも注意します。

Word
- AST：aspartate aminotransferase、アスパラギン酸アミノトランスフェラーゼ。
- ALT：alanine aminotransferase、アラニンアミノトランスフェラーゼ。
- ULN：upper limit of normal、規準値上限。

3 心機能

- 高齢化が進み、循環器疾患がありながら化学療法を行うケースが増えてきています。
- 化学療法では大量の輸液が投与されたり、心毒性の強い抗がん薬が使用されたりすることによって心負荷がかかり、心不全を起こすリスクが高くなります。また、心毒性は血管障

ここに注意！
- 抗がん薬のなかには、血圧上昇を副作用とする薬剤があります。もともと「高血圧」が既往にある場合は、血圧の変動を十分注意して観察しましょう。

- 害、高血圧、凝固系とも関係しているため、大きく循環障害として全身をとらえる必要があります p.140。
- 高血圧や左室機能不全などにより、抗がん薬投与後の心毒性リスクが高まる可能性もあり、注意が必要です。
- 心毒性が予測される抗がん薬を使用する前には、心機能評価が行われます。心臓超音波検査で「LVEF≧50％」が投与基準となります。

> **Word**
> - **LVEF**：left ventricular ejection fraction、左室駆出率。

❹ 呼吸機能

- 化学療法による肺毒性は、ほとんどの抗がん薬で起こる可能性があります。肺障害が生じた場合は、すみやかに診断を確定し、対処する必要があります p.137。
- 投与前には胸部X線撮影、胸部CT撮影、間質性肺炎のマーカーとして知られる血清マーカーの**KL-6**や**SP-D**を把握しておくことが重要です。
- 「PaO_2≧80mmHg」が投与基準となります。

> **ここがコツ！**
> - 胸水貯留や酸素飽和度の低下がないか、呼吸機能の低下がないかの把握も大切です。

> **Word**
> - **KL-6**：sialylated carbohydrate antigen KL-6、シアル化糖鎖抗原KL-6。
> - **SP-D**：surfactant protein-D、サーファクタントタンパク質D。
> - **PaO_2**：partial pressure of arterial oxygen、動脈血酸素分圧。

❺ 感染症

- 化学療法の副作用には、骨髄抑制があります p.121。化学療法開始前には、骨髄抑制が起こることを予想して、白血球、好中球、ヘモグロビン、血小板が投与前に低下していないか注意する必要があります。
- 「WBC≧3,000/μL」「好中球数≧1,500/μL」「血小板数≧10×10^4/μL」が投与基準となります。
- **HBs抗原**陽性患者では、化学療法中、終了後に肝炎の悪化または劇症化が指摘されており、抗ウイルス薬の投与が推奨されています。HBs抗原が陽性の場合は、HBe抗原、HBe抗体、HBV－DNA定量を行い、エンテカビル（バラクルード®）0.5mg/日の投与を行います。原則、ステロイドの投与は中止します。
- 近年、HBs抗原陰性のキャリア患者においても同様の肝炎の悪化、劇症化を予防するために、対策を行います。HBs抗原陰性で、HBc抗体陽性またはHBs抗体が陽性の場合は、治療上必要なステロイドは使用し、制吐目的で使用するステロイドは可能であれば中止します。HBV－DNAが陽性になった場合はエンテカビル0.5mg/日を投与します。

> **Word**
> - **WBC**：white blood cell count、白血球数。
> - **HBs抗原**：hepatitis B surface antigen、B型肝炎ウイルス表面抗原。

（大友陽子）

Part 3
抗がん薬投与開始まで

- 投与当日のアセスメント　問診、バイタルサイン、検査結果の確認
- 薬剤の準備・曝露対策　①輸液セット、遮光袋の選択
　　　　　　　　　　　②プライミング

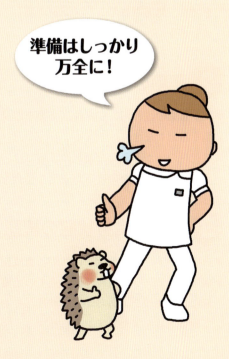

準備はしっかり万全に！

Part 3 抗がん薬投与開始まで
投与当日のアセスメント

問診、バイタルサイン、検査結果の確認

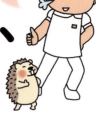

準備はしっかり万全に！

コレだけおさえよう！

- 患者が安全・安楽・確実に化学療法を受けることができるように、投与当日は身体的・心理的・社会的な側面から情報収集を行い、アセスメントを行うことが重要である。

投与直前の看護ケア

- 抗がん薬の投与当日は化学療法を受ける患者の身体機能、治療計画を把握し、どのような副作用がいつごろ、どの程度出現する可能性があるかをアセスメントします（表1）。あわせて、患者の治療に対する理解や患者・家族のセルフケア状況についても確認しておきます。

❶ 治療計画の理解

- 治療計画（治療目的、治療期間、治療効果判定）を知り、処方されたレジメンを理解しておきましょう。

ナースの視点
- 「投与経路」「何日目に何の薬剤を投与するのか」「入院が必要か」「次回以降は外来へ移行するのか」などの確認が必要です。

❷ 薬剤の特徴の確認

- 抗がん薬の副作用、安定性、必要な器材の特徴を確認します。
- 壊死性の抗がん薬など薬剤によっては、輸液ポンプを使用しないほうが安全な場合もあります p.56 。

ここがコツ！
- 点滴の準備コーナーに一覧で示しておくと、直前にも確認ができて効果的です。

❸ 患者の全身状態の確認

- 患者のバイタルサインをはじめ、血液検査データや全身状態を観察します。
- 病名、ステージ、病変部位、過去の治療歴や既往歴（心疾患や糖尿病など）、アレルギーの有無などの情報を、あらかじめ整理しておきます。そのうえで、抗がん薬による特徴をふまえて観察項目をアセスメントします。

④ 急性の副作用症状への準備

- 抗がん薬には投与中に起こりやすい悪心・嘔吐、過敏症・アナフィラキシー、インフュージョンリアクション(IR)、血管外漏出などの急性の副作用症状があります p.46 。
- 症状が発現したときを想定した薬剤や物品の準備が必要です p.52 表4。

（横井麻珠美）

表1 投与当日に行うアセスメントの主な項目とポイント

項目	ポイント
☐ 治療計画の確認 ● 治療目的：治癒・延命・症状緩和・補助療法（術前・術後） ☐ 化学療法レジメンの概要 ● 予定サイクル数、投与スケジュール、投与方法：投与経路（経口・末梢・中心静脈ポート・中心静脈カテーテル（CVC）・動脈・腹腔内・その他）、投与順序、投与時間、レジメン変更の有無、前投薬 ☐ 使用する薬剤のアセスメント ● 予測される副作用（出現時期、程度、持続期間など） ☐ 血管外漏出リスクのアセスメント ● 薬剤要因：壊死性（ビシカント）、炎症性（イリタント）、非壊死性（ノンビシカント） p.55 表2 ● 患者要因：血管の脆弱性、感覚機能の低下、伝達能力の低下	● レジメンに特徴的な投与管理上の注意点、必要な器材を確認し、準備を行う ➡ 投与順序を間違えると効果や副作用などに影響することがあり、看護師の投与管理は重要 ● レジメンに特徴的な副作用を確認し、副作用マネジメント、患者教育・セルフケア支援に役立てる ➡ 特に投与中・直後に出現しやすいもの、過去の投与中に出現した副作用などを確認し、投与管理中に特に注意が必要なモニタリング項目を検討する ● 抗がん薬の種類によってリスクも変わる ➡ 血管外漏出を防ぐ・早期発見するためには患者の指導や協力も必要
☐ 全身状態の確認 ● バイタルサイン、PS、身長、体重、体表面積、検査データ ☐ 現在出現している症状	● PS 0～2が適応のめやす ● 多くの抗がん薬の投与量は、体表面積に基づいて決定される ➡ 身長・体重の正しい測定と記録が重要 ● 腎障害の徴候の1つとして体重の増加が起こるため、体重の変化に注意が必要 ➡ 抗がん薬投与開始前の体重を把握し、化学療法開始後の体重との比較の指標とする（開始後に体重増減がある場合は医師の指示に従う）

がん研究会有明病院：看護部化学療法委員会院内マニュアル 第11版，2016．より一部改変して引用

文献
1. がん研究会有明病院：看護部化学療法委員会院内マニュアル 第11版，2016．

Part 3 抗がん薬投与開始まで
薬剤の準備・曝露対策 ①

輸液セット・遮光袋の選択

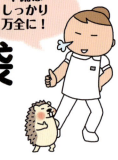

準備はしっかり万全に！

コレだけおさえよう！

- 特殊な輸液セットを選択したり、遮光袋を使用しなければならない抗がん薬がある。

輸液セットの選択

- 抗がん薬の投与には、レジメンや医師に指示された守るべき投与量・投与速度・投与時間があり、それを確実に実施するために適切な輸液セットを選択します。そのために、抗がん薬の特徴を添付文書や各施設にあるレジメンで学び、適切な輸液セットを選択しましょう。
- 輸液セットは、大きく分けて以下の4項目で分類できます。
    ①輸液ポンプ対応の有無
    ②輸液セットに使用されているビニール成分の違い
    ③フィルターの有無
    ④閉鎖式薬物移送システム（CSTD）
- それぞれの対応の有無に関しては、輸液セットの外装に記載されています（図1）。

図1 輸液セットの規格表記（一例）

②ビニール成分

①輸液ポンプ対応

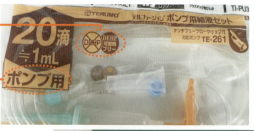

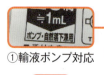
①輸液ポンプ対応

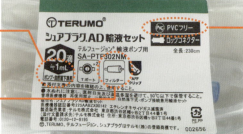

②ビニール成分

③フィルターあり

1 輸液ポンプ対応の有無

- 抗がん薬は決められた投与速度・時間があるため、輸液ポンプを使用する場合があります。使用する際は輸液ポンプ対応の輸液セットを選択します。

2 輸液セットに使用されているビニール成分の違い

- **DEHP**や**PVC**は輸液セットのチューブに用いられるビニール成分で、化学的安定性、柔軟性や耐久性にすぐれていることから、医療の現場では多用されています。しかし、抗がん薬の成分や抗がん薬溶解のために使用した薬剤（可溶化剤がポリオキシエチレンヒマシ油やポリソルベート80など）によっては、抗がん薬の有効成分が減少（吸着・収着）したり、DEHPが溶出する可能性があるため（図2）、該当する抗がん薬の場合は、DEHP・PVCフリーの輸液セットを使用する必要があります。
- DEHP・PVCフリーの輸液セットを選択する主な抗がん薬を表1に示します。

> **Word**
> - **DEHP**：di-（2-ethylhexyl）phthalate、フタル酸ジ-2-エチルヘキシル。環境ホルモンといわれ、動物実験では催奇形性、肝機能障害、発がん性が確認されている。
> - **PVC**：polyvinyl chloride、ポリ塩化ビニル。

図2 チューブ内で生じる薬剤の変化

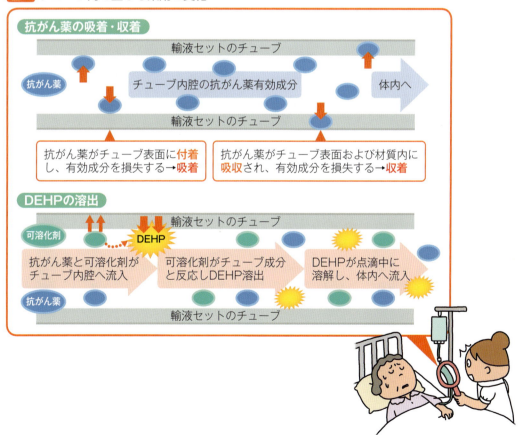

表1 輸液セットの選択で注意したい主な抗がん薬

一般名（主な商品名）	DEHP・PVCフリー	フィルター付き
パクリタキセル（タキソール®）	○	○
エトポシド（ラステット®、ベプシド®）	○	
メルファラン（アルケラン®）	○	○
エノシタビン（サンラビン®）	○	
テムシロリムス（トーリセル®）	○	○
パニツムマブ（ベクティビックス®）	○	○
シクロホスファミド（エンドキサン®）	閉鎖式薬物移送システム（当院では揮発性抗がん薬のみで使用、**図4**）	
イホスファミド（イホマイド®）		
ベンダムスチン（トレアキシン®）		

3 フィルターの有無

- 抗がん薬によっては結晶が析出しやすいものがあり、結晶を体内へ流入させないためにフィルター付きの輸液セットを使用します（**図3**）。代表的な抗がん薬は**表1**の通りです。
- **表1**に挙げた薬剤以外でも、分子標的治療薬の多くは分子が大きく、フィルターを使用せずに投与する安全性が確認されていないものも多いため、フィルター付きの輸液セットを使用することがあります。

図3 フィルター付き輸液セット（一例）

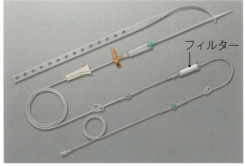

フィルター

（テルモ株式会社）

4 閉鎖式薬物移送システム（CSTD）

- **CSTD**は抗がん薬ミキシングから投与、廃棄までの過程で、抗がん薬を曝露する機会を減らす工夫がされた輸液セットです（**図4**）。高価であるため、曝露リスクの高い抗がん薬投与時に限定して使用されている施設が多いようです。

 Word

- **CSTD**：closed system drug transfer device、閉鎖式薬物移送システム。

図4 閉鎖式薬物移送システム（CSTD）の例

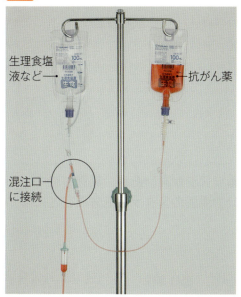

生理食塩液など
抗がん薬
混注口に接続

（テルモ株式会社）

図5 遮光袋を被せた輸液セット

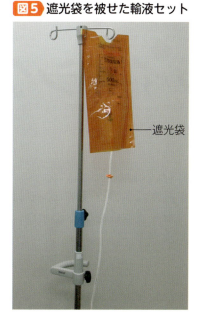

遮光袋

遮光袋の選択

● シスプラチン（ランダ®、ブリプラチン®など）、カルボプラチン（パラプラチン®）、ダカルバジンは溶解後より、光により抗がん薬が分解され、有効成分が減少してしまうため、輸液バッグに遮光袋を被せるなどの工夫が必要です（図5）。

> **ここがコツ！**
> ● 遮光袋を使用するほか、カーテンを閉めるなどの対処を行いましょう。

（吉田真理子）

Part 3　抗がん薬投与開始まで

薬剤の準備・曝露対策 ②

プライミング

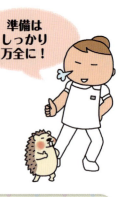
準備はしっかり万全に！

コレだけおさえよう！
- 抗がん薬のプライミングは曝露リスクが高いため、曝露しやすいタイミングを知ることが、自分や周囲のスタッフを守ることにつながる。

- プライミングとは、輸液ラインの内腔を薬液で満たし、血管確保したエラスター（プラスチックカニューレ型の静脈内留置針）に接続できるように準備することをいいます。
- 抗がん薬（点滴）は、「医師からの指示」→「ミキシング（薬剤を混ぜる、混注する）」→「薬剤搬送」→「指示内容確認」→「プライミング」という順番を経て、患者に投与されます。そのなかでも、プライミングは看護師が行う抗がん薬投与準備の1つです。

曝露対策

1 曝露とは

- 抗がん薬取り扱い上の曝露とは、"看護師などの医療者が、職務上患者の治療のために抗がん薬を取り扱うことで抗がん薬にさらされること"です。
- 曝露対策合同ガイドライン[1]などを参考に対策をとることで、曝露リスクの低減化を図ることができます。

2 曝露のタイミング

- 抗がん薬投与前で形がある状態であれば、抗がん薬が存在していることを確認できます。しかし、いったん可視化できない状態（飛散、揮発、付着や体液とともに排泄された場合など）になった場合、抗がん薬が存在しているかどうか確認できません。そのため、「曝露しやすいタイミング」「曝露の形態・経路」「患者のレジメン・投与何日目なのか」「投与されている抗がん薬の排泄率」を、看護師は理解しておく必要があります。
- 曝露リスクのあるタイミングと形態を表1に、曝露の経路を図1に示します。
- それぞれの場面にあわせた個人防護具（PPE）を選択します。抗がん薬取り扱い後のPPEは

表1 曝露のタイミング・形態

	タイミング	曝露形態
搬送 指示確認	抗がん薬ボトルに触れる	直接付着
プライミング 投与時 終了時	・抗がん薬ボトルにボトル針を抜き刺しするとき ・投与時 ・輸液セットを外すとき ・抜針時	スプラッシュ スピル 直接付着 直接刺入
	こぼれた抗がん薬を処理するとき	スピル、揮発 直接付着
排泄物や吐物の取り扱い		スピル、揮発 直接付着
排泄物や吐物で汚染されたリネンの取り扱い		スピル、揮発 直接付着
衣類・リネン類を取り扱うとき		スピル 直接付着

> プライミングは、ミキシングの次に曝露リスクが高い！

Word
- **スプラッシュ**：抗がん薬がしぶき（エアゾル）となって飛び散ること。
- **スピル**：抗がん薬が液体の状態でこぼれること。

図1 抗がん薬の曝露の経路

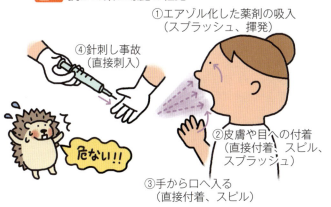

①エアゾル化した薬剤の吸入（スプラッシュ、揮発）
④針刺し事故（直接刺入）
②皮膚や目への付着（直接付着、スピル、スプラッシュ）
③手から口へ入る（直接付着、スピル）

図2 抗がん薬専用の医療廃棄物容器

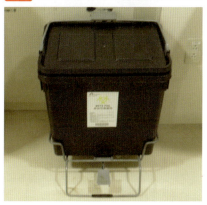

すみやかに外して再利用せず、抗がん薬専用の耐貫通性の医療廃棄物容器（**図2**）に捨てます。正しい着脱方法を身に着けることで、より自身を守ることができます 。
- PPE着脱前後に、石けんを用いて手洗いを行います。

Word
- **PPE**：personal protective equipment、個人防護具。感染防止のために個人が着用する保護メガネ、マスク、ガウン、手袋などの防護具。

3 運搬・保管上の注意

- 抗がん薬ミキシングの際に、ボトル周囲に抗がん薬が付着している可能性があります。そのため、1薬剤1袋のジッパー付きプラスチックバッグに入れて、密閉していますが（図3）、搬送時には容器が破損しないように注意して取り扱います。
- 保管の際は、できる限り専用の保管スペースを設け、抗がん薬を保管していることを表示するなど、他の作業者への注意喚起を行います。

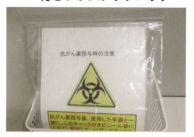

図3 抗がん薬を入れたジッパー付きプラスチックバッグ

抗がん薬のプライミング手順

①手指衛生後にPPEを装着する。
②輸液バッグとジッパー付きプラスチックバッグに異常がないことを確認する。
③輸液セットを抗がん薬以外の前投薬あるいは生理食塩液でプライミングする。やむを得ず、CSTDを使用せずに抗がん薬でプライミングしなければならない場合は、バックプライミン

図4 バックプライミングの手順

①吸水性シートを敷いた処置台の上で必要なルートを準備する。
- メイン用輸液セットに側注ポートがない場合、ニードルレスコネクタを用いて側管用輸液セットを接続する。

②すべてのクレンメを閉じて、メイン用輸液セットに抗がん薬以外の前投薬あるいは生理食塩液、側管用輸液セットに抗がん薬入り輸液バッグを接続する。

③メインのクレンメ（❶）とニードルレスコネクタのワンタッチクレンメ（❷）を開放し、ニードルレスコネクタの先端までプライミングする。先端までプライミングできたら、クレンメ・ワンタッチクレンメともにクランプする。

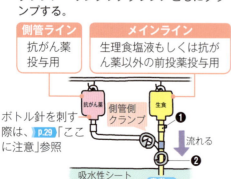

ボトル針を刺す際は、p.29「ここに注意」参照

④バックプライミングする。
- 側管の輸液バッグの高さを、メインのものより下げる。
- メインのクレンメ（❶）→ニードルレスコネクタのワンタッチクレンメ（❷、側管接続部より患者側のワンタッチクレンメはクランプしたまま）→側管のクレンメをゆっくり開放し（輸液チューブ内のエアが抗がん薬入り輸液バック内に移動し、気泡が生じるのを避けるため）、側管の薬液溜めまで逆行性にプライミングする。

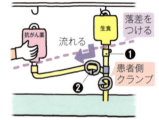

- バックプライミングが終わったら、側管のクレンメをクランプする。
- メインルートが前投薬でない場合、メイン用輸液セットのクレンメ・ニードルレスコネクタのワンタッチクレンメをクランプし、抗がん薬投与を開始する。

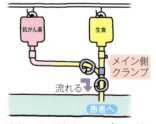

グ（通常とは逆方向〈患者接続部→薬液溜め〉
へプライミングすること、図4）を行う。
④投与を開始する（開通性の確認は p.34 ）。
⑤使用済PPEやアルコール綿、吸水性シートは、抗がん薬専用の医療廃棄物容器に廃棄する。
⑥投与が終了した抗がん薬は、輸液バッグを外さず輸液セットごとビニール袋に入れて、口を縛って密閉し、抗がん薬専用の医療廃棄物容器（図2）に廃棄する。

（吉田真理子）

> **ここに注意！**
>
> ● 抗がん薬入り輸液バッグにボトル針を刺す際は、曝露のリスクがあるため、注入口を上にして目線より下で針を垂直に差します。
>
>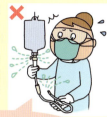
>
> 点滴スタンドに掛けたまま、ビン針を刺入・抜去しては絶対にいけない！

Column 抗がん薬がこぼれてしまったとき、どうする!?

抗がん薬を取り扱う過程で、薬剤がこぼれてしまう（スピル）可能性があります。そのため、抗がん薬を取り扱うスタッフ全員がスピルの対応ができるよう、日ごろから訓練しておきます。

スピルの対応時、①スピルを拡大させない、②処理するスタッフへの曝露を最小限に抑えることが重要であり、すみやかに対応する必要があるため、当院ではスピルキット（図1）が準備されています。

（吉田真理子）

図1 スピルキットの内容と使用方法

推奨される内容

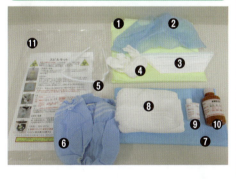

PPE	❶ガウン ❷ヘアキャップ ❸マスク（N95） ❹手袋2層（外側／内側用） ❺保護メガネ（フェイスシールド、ゴーグル） ❻シューズカバー
物品	❼吸水性シート／スワブ ❽拭き取り用ガーゼ ❾洗浄用の洗剤、水など ❿不活化できる薬剤の場合、不活化する薬液（次亜塩素酸ナトリウム溶液、水酸化ナトリウム溶液など） ⓫ジッパー付きプラスチックバッグ ●ガラス破片の清掃用具 ●耐貫通性容器 ●警告標識

スピル時の手順（使用方法）

①薬液がこぼれた区域に、処理するスタッフ以外近づかないよう警告標識を表示する。
②PPEを装着する（1枚目の手袋はガウンの袖の下、2枚目はガウンの袖口を覆う）。
③吸水性シートやスワブなどを用い、汚染の少ないほうから多いほうに向かって、こぼれた薬液を拭き取る。
④使用した吸水性シートなどの物品は、ジッパー付きプラスチックバックに入れる（揮発による曝露を抑える）。
⑤不活化できる薬剤（フルオロウラシル、ドキソルビシン、シクロホスファミドなど）の場合、次亜塩素酸ナトリウム溶液をガーゼに染みこませて拭き取り、最後に乾拭きを行う。不活化できない薬剤の場合、⑥へ進む。
⑥こぼれた区域に洗剤を垂らし、水を染みこませたガーゼで複数回拭き取る（その後、PPEを脱ぎ廃棄する、図2）。
⑦清掃スタッフに通常の清掃を依頼する。

図2 個人防護具（PPE）の脱ぎ方と廃棄方法

PPE着用時（全身）

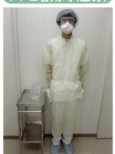

① シューズカバーを外す

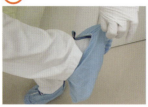

最も汚染リスクが高いため、外側手袋を装着したまま行う

② 外側手袋を外す

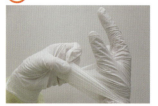

外側手袋が内側手袋に触れないよう外す（表側が内側になるように）

③ 保護メガネを外す

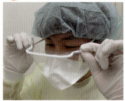

フレーム部分を持つ
＊フェイスシールド使用時は「⑥マスクを外す」と同時

④ ガウンを外す

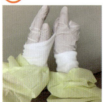

片方の袖口から指を入れる

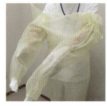

手を引っ込めガウンを脱ぐ

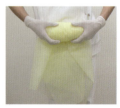

表側が内側になるようにまとめる

⑤ ヘアキャップを外す

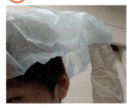

表面に触れないよう内側に指を入れる

⑥ マスクを外す

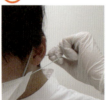

ゴムひもを持つ

⑦ PPE一式をジッパー付きプラスチックバッグに密封し、抗がん薬専用の医療廃棄物容器に廃棄する

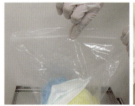
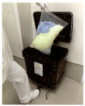

⑧ 内側の手袋を外す

⑨ 石けんを用いて流水で手洗い、含嗽（うがい）する

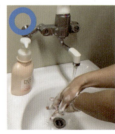
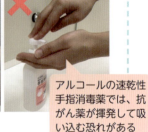

アルコールの速乾性手指消毒薬では、抗がん薬が揮発して吸い込む恐れがある

＊スピル時を想定し、ここでは手袋を二重に着用

文献
1. 日本がん看護学会，日本臨床腫瘍学会，日本臨床腫瘍薬学会：がん薬物療法における曝露対策合同ガイドライン2015年版，金原出版，東京，2015：15-17, 27-29, 39-45, 56-69.

Part 4
抗がん薬投与から終了まで

- **投与時の管理・注意事項**　①末梢静脈ライン、中心静脈ポート
　　　　　　　　　　　　　　②動脈ポート、髄注
　　　　　　　　　　　　　　③筋肉注射、皮下注射
　　　　　　　　　　　　　　④ラインの抜去

- **すぐに現れる急性の副作用と対処法**　①過敏症、インフュージョンリアクション
　　　　　　　　　　　　　　②血管外漏出

- **服薬管理**　経口抗がん薬の服薬指導

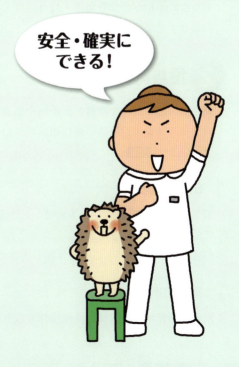

安全・確実にできる!

Part 4 抗がん薬投与から終了まで

投与時の管理・注意事項 ①

末梢静脈ライン、中心静脈ポート

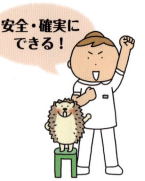

安全・確実にできる！

コレだけおさえよう！
- 適切な血管確保、ルートの固定を確実に行う。
- 中心静脈ポートの穿刺・投与時には、末梢静脈ラインよりも厳重に清潔操作を行う。
- 投与中は投与速度・順序に注意して管理する。
- 投与中・直後は早期の過敏反応に注意し、患者に付き添って観察する。

末梢静脈ライン

1 抗がん薬の末梢静脈投与の管理

- 化学療法はがん治療であるため、薬効を損なうことなく、患者にとって確実に抗がん薬が体内へ投与されることが大前提です。投与時間や投与順序などによって、効果や副作用に影響するため、指示の投与順序・投与速度・投与方法・使用器材などを守り、的確に投与管理することが重要です。

2 投与時の看護ケア

- 投与前に治療計画を理解し、薬剤や患者状態のアセスメント、急性の副作用症状への準備を行います p.20 。

1 6Rの確認

- 搬送された薬剤が適切なものか、6R（表1）に沿って確実に確認します。
- 6Rに沿って確認できる業務体制も大切です。

2 薬剤の準備

- 薬剤を準備する際には、清潔操作で取り扱う

表1 薬剤投与の6R（6つの確認事項）

① Right Patient	：患者は正しいか
② Right Drug	：薬剤は正しいか
③ Right Purpose	：目的は正しいか
④ Right Dose	：投与量は正しいか
⑤ Right Route	：投与方法は正しいか
⑥ Right Time	：投与時間は正しいか

ここがコツ！
- 抗がん薬をこぼしてしまった際の対処方法なども知っておくと、実際に起こったときに慌てることなく対応できます p.29 。

のはもちろんのこと、抗がん薬の曝露対策も実施します p.26 。

3 穿刺部位の選択

- 一般的に前腕の正中皮静脈や橈側皮静脈が関節の影響を受けにくく、患者の動きの妨げにもなりにくいため第一選択となります。いずれも弾力のある触知、視認できる十分な太さの血管で、関節から離れた部位を選択します（表2、図1）。
- 前腕が第一選択部位であり、脆い血管の手背や漏出がわかりにくい前肘窩、浮腫・麻痺のある部位は避けます。また、乳がん術後の患側も避ける部位となります。

表2 血管穿刺部位の選択のポイント

末梢血管の選択のポイント	● 前腕の太く弾力のある血管 ● 患者の体動の妨げにならない部位 ● 関節から離れた固定しやすい部位
避けるべき部位	● 30分以内に穿刺した部位 ● 関節に近い部位 ● 一度失敗した部位（反対側か、同側であれば体幹側を選ぶ） ● 乳がん手術後でリンパ節郭清を施行している部位 ● 肘関節窩（関節の動きで漏れやすく、漏出がわかりにくい） ● 下肢の静脈 ● 局所感染、創傷、血行障害のある部位 ● 麻痺、浮腫のある側
血管確保困難な場合の対応	● 患者の腕を温める ● 温かい水分を飲んでもらう（飲水を多めにとっておいてもらう） ● 掌握運動を行う ● 下記の場合、中心静脈カテーテル・中心静脈ポート挿入の検討が必要 　● 末梢血管確保が困難な場合 　● 抗がん薬の長期間投与 　● 壊死性抗がん薬の急速投与の場合（短時間であっても）

図1 血管の走行

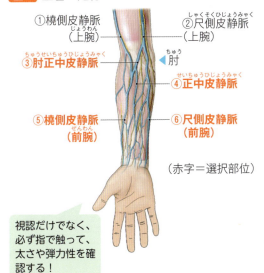

①橈側皮静脈（上腕）
②尺側皮静脈（上腕）
③肘正中皮静脈
④正中皮静脈
⑤橈側皮静脈（前腕）
⑥尺側皮静脈（前腕）
肘
（赤字＝選択部位）

視認だけでなく、必ず指で触って、太さや弾力性を確認する！

図2 ルートの固定方法

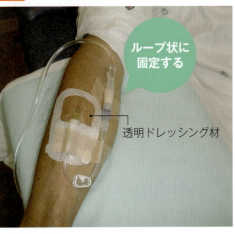

ループ状に固定する
透明ドレッシング材

末梢静脈ライン、中心静脈ポート

4 血管確保

- 何度も針を刺される患者の苦痛を考慮し、1回で血管確保できる技術と工夫が必要です。
- 事前に温罨法や掌握運動で血管を拡張させます。また、緊張や恐怖感で血管が収縮することを考え、患者がリラックスできる環境配慮（安心できる声かけや音楽を流すなど）も大切です。
- 万が一失敗した場合は、反対側を選択することが原則ですが、同側での穿刺が必要な場合は、失敗部位よりも体幹部位を選択することで失敗部位からの漏出を防止できます。

> **ナースの視点**
> - 末梢静脈への血管確保が困難な場合は、適切な時期に中心静脈ポートの留置を検討する必要があり、日ごろ血管穿刺を行っている看護師からの意見が貴重な情報になります。

5 留置確認

- 血管確保後、抗がん薬を投与する前に確実に留置できているかの確認が大切です。
- 血液の逆流を確認したり、生理食塩液を注入する、実際に生理食塩液を自然滴下で点滴することで容易に確認が可能です。

6 確実かつ観察しやすい固定

- 穿刺部位の固定は、観察しやすい透明ドレッシング材を使用します。患者の動きによって外れないように、カテーテルをループ状に固定します。ルートの長さに配慮して、多少引っ張っても患者の体動により穿刺部位へ負荷が掛からないようにします（p.33図2）。

7 投与開始

- 確実に血管に留置できていることを生理食塩液で確認したのち、投与を開始します。
- 投与開始後は、指示の投与速度を守って管理します。輸液ポンプを使用しないほうが安全な薬剤もあります。投与速度や投与順序の違いで効果と副作用に影響するため、看護師による投与管理が大切です（表3）。

③ 投与中の看護ケア

1 急性の副作用症状のモニタリング

- 急性の副作用症状の発現に注意してモニタリングします。
- 投与初期段階は、早期の過敏反応が起こりやすいため、患者に付き添って観察します。

> **ナースの視点**
> - 下記の点を観察すると同時に、患者の抗がん薬に対する不安の軽減にも配慮します。
>   - 気分の変化はないか
>   - 皮膚などの全身の過敏反応はないか
>   - 穿刺部位の異常はないか
>   - （装着している場合）心電図モニターの異常はないか

> **ここがコツ！**
> - 「気分が悪くなったりした場合の準備は整っているので、安心してくださいね」などと声をかけ、患者の不安を軽減しましょう。

2 清潔管理

- 接続部やボトルのゴム栓部の清潔操作を守って、汚染を防止して投与します。

表3 投与速度や順序に注意を要する薬剤の特徴

一般名（主な商品名）	特徴
壊死性（ビシカント）抗がん薬 p.55 表2参照	● 原則的に、点滴の場合は**自然滴下**が推奨されている ● 輸液ポンプによる過剰な加圧による**血管外漏出**の増悪を予防できる
ビノレルビン （ナベルビン®）	● 規定の投与時間の延長により、**血管炎**の発生リスクが高まる ● 投与直後に生理食塩液で**フラッシュ**することが推奨されている
ゲムシタビン （ジェムザール®） エリブリン （ハラヴェン®）	● 規定の投与時間の延長により**骨髄抑制**が増強する可能性がある
シタラビン （キロサイド®N）	● 規定の投与時間の延長により**骨髄抑制**が増強する可能性がある ● 規定の投与時間の短縮により**神経障害**が増強する可能性がある
シスプラチン（ランダ®）と パクリタキセル（タキソール®） の併用	● **パクリタキセルを先行投与**しなければならない ● シスプラチンを先に投与すると、パクリタキセルの血中濃度が上昇し**副作用が増強**することが確認されている

- 不意な抗がん薬の漏れを予防でき、かつ清潔を保持できる閉鎖式回路を使用し、三方活栓は使用しません。
- 複数日に同一のラインを使用する場合は、72～96時間をめやすに交換します。

Word
- フラッシュ：血管内留置カテーテルに行われる手技。血栓形成の防止、カテーテルの開通性の維持、注入薬剤の配合変化の防止のために、生理食塩液、ヘパリン加生理食塩液などでカテーテル内を流すこと。

ここに注意！
- 頻回のライン交換は、かえって感染リスクが高まるため推奨されません。

中心静脈ポート

- 中心静脈ポート（CVポート）とは、右心房に戻る上大静脈という中心静脈にカテーテルを留置しポートを接続して、皮下に埋没したものです（図3）。
- 中心静脈は、末梢血管に比べて血管が太く薬剤が漏れにくく、また、大量の血液が流れているため、注入した薬剤により血管壁が刺激を受けにくいという大きな利点があります。
- 在宅で数日間インフューザーポンプを用いた薬剤を注入する必要のあるFOLFOX、FOLFIRI、FOLFIRINOX、FOLFOXIRI、WHFなどのレジメンでは、必須の準備処置です。そのほか、末梢血管が脆弱な場合、両側乳がんの手術後の場合にも適応となります。

1 抗がん薬の中心静脈ポート投与の管理

1 確実な穿刺

- 中心静脈ポートの穿刺には、専用のヒューバー針を使用します。ヒューバー針とは針が少し折れ曲がり、セプタム（圧縮シリコーンゴム製膜）を削り取らないように工夫された針です（図4）。

図3 中心静脈ポート

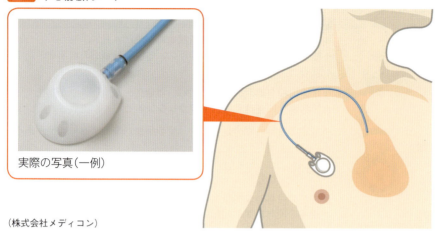

実際の写真(一例)

(株式会社メディコン)

- 中心静脈ポートへの穿刺前に模型を使用して、皮膚の上から埋没されたポートを触知でき、穿刺した際リザーバーにカシッとした当たる感覚を習得する必要があります。

2 清潔管理

- 中心静脈へ接続されているポートへの穿刺には、末梢血管よりも厳重な清潔操作が必要です。
- 投与中も、清潔を保持できるように注意が必要です。

> **ここに注意！**
> - 末梢静脈のように直接消毒綿を触るのではなく、摂子で消毒綿を扱うか、棒つきの消毒綿(**写真**)を使用します。
>
>
>
> (リバテープ製薬株式会社)

3 投与時の注意点

- ポートからの抗がん薬投与で最も多いトラブルの1つが、ヒューバー針がリザーバー内に入っていないために生じる血管外漏出です(図5)。これを防ぐためには、穿刺時の感覚だけでは不十分であり、患者に留置されている中心静脈ポートの使用法に準じて、穿刺時の血液の逆流が可能かどうかを確認します。
- 血液の逆流確認が可能なポートについては、吸引して血液を逆流させて、開通を確認します。
- 血液吸引が不可であるポートについては、穿刺時の感触を覚えて、穿刺後に生理食塩液を注入して開通を確認します。
- 開通が確認できない場合は、**カテーテルピンチオフ**や**フィブリンシース**など、留置されているポートのトラブルを考えて対処します。
- 中心静脈ポート針の固定についても、末梢血管と同様に、透明ドレッシング材を使用して観察しやすくします。
- 点滴カテーテルも体動に応じてループを作り、穿刺部位へ負荷がかからないように工夫して固定します。

> **Word**
> - **カテーテルピンチオフ**：カテーテルが鎖骨と第一肋間の間の組織間で圧迫されるなどして生じるカテーテルの閉塞や損傷。
> - **フィブリンシース**：カテーテル周囲にタンパク様物質が析出することで、閉塞の原因となる。

(長崎礼子)

図4 中心静脈ポートの構造

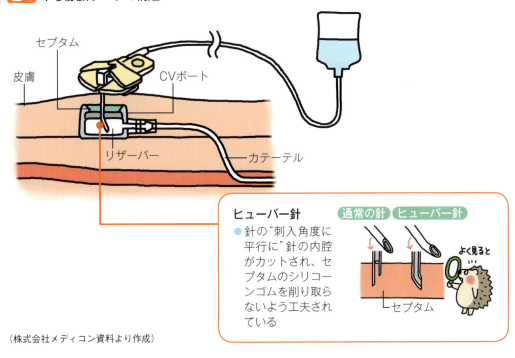

（株式会社メディコン資料より作成）

図5 中心静脈ポートで生じる血管外漏出

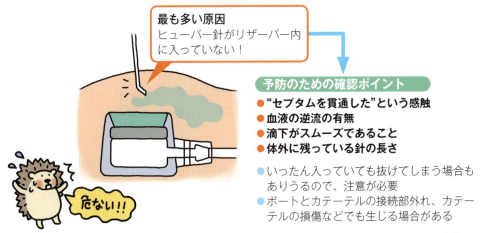

井上善文：増えてきているCVポート ナースが知っておきたいポイント．エキスパートナース 2015；31（3）：93．より引用

文献
1. がん研究会有明病院看護部：化学療法マニュアル，2015．
2. 長崎礼子：エビデンスに基づく血管外漏出の予防・早期発見・対応．オンコロジーナース 2015；8（5）：4．
3. 井上善文：増えてきているCVポート ナースが知っておきたいポイント．エキスパートナース 2015；31（3）：84-109．
4. 医薬品インタビューフォーム各種．

Part 4 抗がん薬投与から終了まで
投与時の管理・注意事項 ②

動脈ポート、髄注

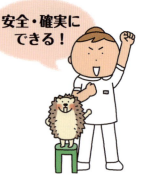

コレだけおさえよう!

- 動脈ポートを用いて標的臓器へ直接抗がん薬を注入するがん化学療法は、在宅まで継続することが多い。
- 急性リンパ性白血病やがん性髄膜炎には、腰椎穿刺やオンマイヤーポートを用いた髄注によるがん化学療法も行われる。

動脈ポート

1 動脈ポートが使用されるがん化学療法

- 動脈ポート（リザーバー）を使用する化学療法は、静脈投与と異なり標的臓器へ直接抗がん薬を注入する局所治療法です。
- 皮下埋め込み式動脈ポート（図1）を用いて、在宅治療を併用して行われることが主流です。
- 動脈注射による化学療法は、抗腫瘍効果について明確にわかっていますが、生存期間の延長については明らかな根拠はありません。手術や化学療法と組み合わせた集学的治療としての位置づけです。

1 対象患者

- 動脈ポートを使用する治療では、多臓器への転移がない原発性・転移性の肝がん、頭頸部がん、脳腫瘍などが対象です。

2 主な治療レジメン

- 転移性肝がんに多く用いられるレジメンには、WHF、FAMがあります。
- フルオロウラシルをインフューザーポンプ（図2）に充填して、在宅で継続する方法が多く行われています。この方法では、終了時に来院して抜針を行うか、患者に抜針指導を行い、患者自身が自宅で抜針します。

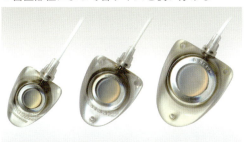

図1 皮下埋め込み式動脈ポート（一例）
● 留置部位によって各サイズを使い分ける

（東レ・メディカル株式会社）

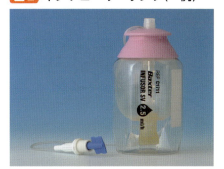

図2 インフューザーポンプ（一例）

（バクスター株式会社）

2 動脈ポート管理に関する看護ケア

- 動脈ポートへの穿刺は医師が行います。看護師は、穿刺後に点滴抗がん薬の管理を行います。
- 動脈ポートは、静脈と異なり圧が高いため、自然滴下がありません。医師による動脈ポートへの針の留置を確認後は、輸液セットを接続し、クレンメを解放せずに輸液ポンプをセットしてから投与を開始します。
- 一般的に、静脈投与と異なり、全身投与ではないため、同じ薬剤を使用しても骨髄抑制や悪心などの副作用症状は起こりません。悪心などの通常出現しない症状が現れる場合は、すぐに医師に報告する必要があります。

髄注（髄腔内投与）

1 髄注のがん化学療法

- 急性リンパ性白血病やがん性髄膜炎などに行われます。
- 投与方法としては、側脳室内に留置したオンマイヤーポートに頭皮上から穿刺して脳室内に投与する方法と、腰椎穿刺によりくも膜下腔内に投与する方法があります（図3）。
- 薬剤はメトトレキサートがよく使用されます。

2 髄注に関する看護ケア

- 腰椎穿刺を行う場合は、滅菌操作で穿刺し、抗がん薬の注入までの介助を行います。
- 投与後は安静の指示を確認し、バイタルサインと頭痛や悪心などの全身症状の有無を観察します。頭部と腰部を水平に保つために、枕を使わずに仰臥位で安静にします。
- オンマイヤーポートが留置されている場合は、清潔操作で注入を行いますが、投与後の安静は不要です。

（長崎礼子）

図3 髄注の方法

オンマイヤーポートによる方法

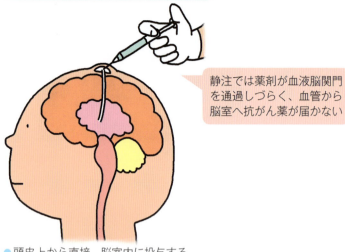

静注では薬剤が血液脳関門を通過しづらく、血管から脳室へ抗がん薬が届かない

- 頭皮上から直接、脳室内に投与する

腰椎穿刺による方法

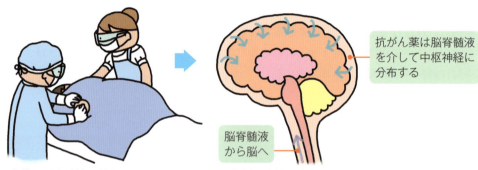

抗がん薬は脳脊髄液を介して中枢神経に分布する

脳脊髄液から脳へ

- 直接、脳脊髄液の循環に入る
- 薬剤を直接髄腔内に分布させることができる

文献
1. 日本臨床腫瘍学会編：新臨床腫瘍学 改訂第4版. 南江堂, 東京, 2015.

Part 4 抗がん薬投与から終了まで

投与時の管理・注意事項 ③

筋肉注射、皮下注射

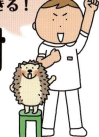

安全・確実にできる！

コレだけおさえよう！
- 内分泌療法では、皮下注射、筋肉注射による投与が行われる。
- 薬剤ごとの特徴を理解して、投与技術を習得する。

筋肉・皮下注射を行う内分泌療法

- 内分泌（ホルモン）療法は、主に乳がん、前立腺がん、子宮体がんの患者が対象です。ホルモン分泌について感受性のあるがん腫に、各種のホルモンの生成を抑制することで抗悪性腫瘍効果を発揮します。
- 長期間にわたり、外来通院で行われることが多いのが特徴です。
- 内分泌療法で用いられる薬剤の種類と特徴を表1に示します。

表1 内分泌療法で用いられる薬剤の種類と特徴

一般名（主な商品名）	剤形	特徴
ゴセレリン（ゾラデックス®）	注射用デポ剤	● **皮下注射** ● 14G（10.8mgデポ）、16G（3.6mgデポ）のシリンジが装着されている ● 針が太く、**止血**を十分に確認する ● 薬剤は固形である
リュープロレリン（リュープリン®）	注射用キット	● **皮下注射** ● 約5％の注射部位硬結の報告がある ● キット内の粉末剤を十分に混和する ● 徐放製剤であり、**注射部位をもまない**
デガレリクス（ゴナックス®）	バイアル	● **皮下注射** ● 初回投与240mg（2回穿刺） ● 2回目以降は80mg（1回穿刺）
フルベストラント（フェソロデックス®）	針なし注射用キット（5mL×2本）	● **筋肉注射** ● **1〜2分**かけて投与する ● 左右の中殿筋に1本ずつ投与する（図1）

投与時の注意点

- 投与する各薬剤の剤形を知り、特徴を理解したうえで投与の技術を習得します（表1）。
- ゴセレリン：針が太く、穿刺が浅いと固形の薬剤が皮膚から飛び出してしまうため確実な投与ができません。模型を使用し練習をしてから、実際の患者に投与します。穿刺前に、必要に応じて局所麻酔もしくは刺入部を保冷剤などで冷やします。
- フルベストラント：しっかりと筋肉内に注射しないと、**注射部位反応**を引き起こすばかりか、効果にまで影響してしまいます。中殿筋の部位を確認し（図1）、適切に筋肉内に投与することが最も重要です（図2）。

ここに注意！
- 注射部位反応を予防するために、同一部位を避けての注射が基本です。注射部位の記載を忘れずに行い、次回の注射部位を考えられるようにしましょう。

Word
- **注射部位反応**：注射部位に痛みや腫れ、紅斑、硬結、瘙痒感などが生じ、数週間〜1か月持続する場合もある。不適切な注射部位、同一部位へのくり返しの注射、注射部位反応の既往のある部位への注射、薬液の温度、pHなどが誘発因子である。

図1 注射部位の特定方法

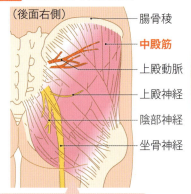

（後面右側）腸骨稜／中殿筋／上殿動脈／上殿神経／陰部神経／坐骨神経

神経走行部位を避けて穿刺する

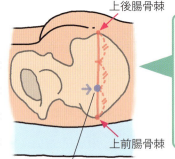

上後腸骨棘／上前腸骨棘

この部位は、皮下組織が薄く、中殿筋に薬液を注入できる可能性が高いといわれる。また、血管・神経の損傷をもっとも回避しやすいことから、第一選択として推奨されている

クラークの点
上前腸骨棘と上後腸骨棘を結んだ線上で、その線を三等分した上前腸骨棘から1/3の部位

図2 筋肉注射の注射針と刺入深度

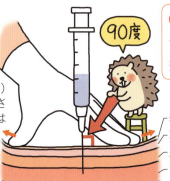

注射針21〜23G
（長さ約3.8cmあるいは3.2cm）
※針の折損を防ぐため、針の長さの2/3以上（約2.5cmあるいは2.1cm以上）は刺入しない

90度

ポイント
皮膚面に対して90度に刺入することで、最短距離で中殿筋に針を到達させることができる

- 表皮：約0.01cm
- 真皮：約0.2〜0.4cm
- 皮下組織：約1.0〜3.5cm
- 中殿筋：約1.5〜3.5cm

ここがコツ！

- 冷たいままの薬液を注入すると、冷感刺激によって疼痛が生じやすくなります。あらかじめシリンジを手掌で挟み、転がしながら温めると、薬液注入時の疼痛が軽減します。
- 足のつま先を内側に向けることで、中殿筋を弛緩させることができるため、薬液の注入が容易になります。

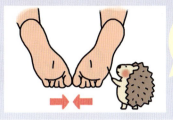

投与中は、つま先を内側に向ける

内分泌療法の副作用症状への看護ケア

- 一般的に、殺細胞性抗がん薬の副作用症状よりも軽症な症状といわれています。
- 主な症状として、ほてり・のぼせ・肩こり・発汗などのホットフラッシュ、前立腺がん患者は女性化乳房・男性機能障害、抑うつ感、活力低下、不眠などがあります。

ナースの視点

- 長期にわたる治療法なので、軽症な副作用だからと軽視せずに、患者のつらさを理解し、治療中断しないような支援が大切です。

（長崎礼子）

文献
1. 阿部恭子：内分泌療法．がん看護 2014；19（2）：151．
2. 原好恵監修：フェソロデックス®投与マニュアル．アストラゼネカ，大阪，2015．

Part 4 抗がん薬投与から終了まで
投与時の管理・注意事項 ④

ラインの抜去

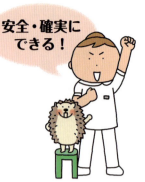

安全・確実にできる!

コレだけおさえよう!

- ラインを抜去する前に、抗がん薬がルート内に残らないようフラッシュする。
- 皮下出血や血管外漏出を防ぐため、圧迫止血を確実に行う。

- 抗がん薬の投与が終了した際には、注射指示書をもとにレジメンに指示されたすべての投与が終了したか確認します。
- 投与終了時は、静脈留置カテーテルや点滴ルート内には抗がん薬が残ったままになっています。
- 静脈留置カテーテルや点滴ルート内に抗がん薬が残った状態で輸液ラインを抜去すると、患者に投与されるべき薬剤が完全に投与されないだけでなく、血管外漏出や曝露のリスクがあります（図1）。
- 血管外漏出や曝露を予防するために、静脈留置カテーテルや点滴ルート内に残った抗がん薬を、生理食塩液などでフラッシュしてから抜針します（図2）。

ここに注意!
- 血管痛やインフュージョンリアクション p.46 のリスクになるため、フラッシュ時の投与速度は、投与した抗がん薬のレジメンにあわせて、それ以上速くならないよう注意しましょう。

図1 抗がん薬が点滴ルート内に残った状態

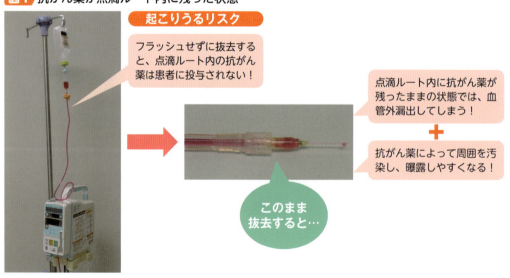

起こりうるリスク

フラッシュせずに抜去すると、点滴ルート内の抗がん薬は患者に投与されない!

点滴ルート内に抗がん薬が残ったままの状態では、血管外漏出してしまう!
＋
抗がん薬によって周囲を汚染し、曝露しやすくなる!

このまま抜去すると…

図2 投与終了時に行うライン抜去の方法

①生理食塩液などを点滴ルートに注入する

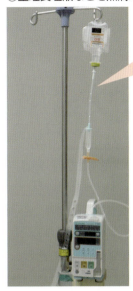

これで点滴ルートから静脈留置カテーテルまで、抗がん薬がすべて患者に投与できる！

②フラッシュ後、抜針する

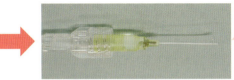

静脈留置カテーテルの針先まで生理食塩液などで満たされているため、抜針時の血管外漏出も予防できる！

図3 止血の確認

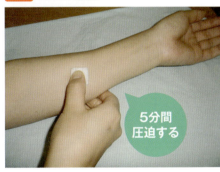

5分間圧迫する

- 静脈留置カテーテルの抜去後は5分間圧迫し、止血を確認します（図3）。
- 抗がん薬の投与に使用した使用済み輸液ボトル、輸液セット、アルコール綿、使用した個人防護具（PPE）一式、吸水性シートなどは、その場ですみやかにビニール袋に入れ、口を固く縛るなどして密閉します。その後、抗がん薬専用の医療廃棄物容器に廃棄します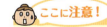図2。

ここに注意！
- 十分止血しないと、皮下出血や血管外漏出を起こしたり、出血する場合があります。

（羽田 忍）

Part 4 抗がん薬投与から終了まで
すぐに現れる急性の副作用と対処法 ①

過敏症、インフュージョンリアクション

コレだけおさえよう！

- 過敏症を起こしやすい抗がん薬や出現する症状、特徴などを事前に把握しておくことが重要である。
- インフュージョンリアクションは、投与開始〜24時間以内に生じる分子標的治療薬による特有な有害反応をいう。
- 患者のあいまいな表現にも注意して、初期症状を観察することが早期発見につながる。

発症のメカニズム

1 過敏症

- 過敏症とは、異物に対しての生体防御システムが不適切な反応として出現する炎症や組織障害の総称です。一般的に過敏症とアレルギーは同意義語に用いられますが、免疫的機序により起こる現象を「アレルギー」といいます。
- 急性で全身性反応を呈する反応を「アナフィラキシー」といい、なかでも血圧低下を伴う末梢循環不全による重篤な状態を「アナフィラキシーショック」と表現します。

2 インフュージョンリアクション（IR）

- IRは、分子標的治療薬（**抗体薬**）の投与時に出現する輸注に伴う悪寒、発熱、頭痛などの症状であり、投与中または投与開始後24時間以内に現れる薬物有害反応です。
- 通常の過敏症と類似した症状もみられますが、分子標的治療薬である抗体薬特有の症状を引き起こすため、一般的な過敏症と区別されます。
- 発生のメカニズムとしては、マウス−ヒトキメラ抗体でマウスの異種タンパク部分が含まれていることや、急速な腫瘍細胞崩壊の過程で生じるサイトカインの産生、放出が関与していると推測されています。

Word
- **IR**：infusion reaction、インフュージョンリアクション。
- **抗体薬**：生体が持つ免疫システムの主役である「抗体」を主成分とした医薬品で、1つの抗体が1つの標的（抗原）だけを認識する特異性を持つ p.178 表2。

抗がん薬投与前のアセスメント

1 原因となりやすい薬剤

- 過敏症やIRを起こしやすい抗がん薬は、事前に把握しておく必要があります（表1、2）。
- 抗がん薬による出現の特徴も、投与前にアセスメントする内容です。

表1 過敏症を起こしやすい主な抗がん薬

一般名（主な商品名）	特徴
パクリタキセル（タキソール®）	● 初回投与より**前投薬**が必須 ● 投与開始後**10分以内**の出現が多い ● **初回投与時**の出現が多い ● **ポリオキシエチレンヒマシ油**に過敏症のある患者はリスクが高まる ● エタノール含有のため**アルコール過敏**患者に注意が必要
ドセタキセル（タキソテール®）	● **初回および2回目**の投与時の出現が多い ● 投与開始後**数分以内**に起こることが多い
L-アスパラギナーゼ（ロイナーゼ®）	● 静脈投与と比較し、**筋肉投与時**に過敏反応出現が低下する ● 筋肉投与で**30分後**、静脈投与で開始後**数分**に出現する ● 初回投与時ではなく、**再投与以降**に出現し、投与量が増えると頻度が高まる
ブレオマイシン（ブレオ®）	● 初回投与時から約半数の患者に**発熱**が起こる ● 投与後**4～10時間**くらいに悪寒とともに発熱することが多い ● **悪性リンパ腫**に重篤な過敏症が出現することが多い
シスプラチン（ランダ®）	● 投与回数が増えると出現頻度が高まる ● 投与開始**直後より投与終了まで**の時間に出現することが多い
カルボプラチン（パラプラチン®）	● 投与回数が増えると出現頻度が高まる ● 投与回数が**8回以降**で出現頻度が高まる ● 投与**直後より投与終了まで**の時間に出現することが多い
オキサリプラチン（エルプラット®）	● 投与回数が増えると出現頻度が高まる ● 投与**直後より投与終了まで**の時間に出現することが多い ● オキサリプラチンの特徴である**急性末梢神経障害**のための咽頭や喉頭の違和感、絞扼感との区別を要する
メトトレキサート（メソトレキセート®）【大量】	● **大量投与**において頻度が高まる ● まれに**肺障害**を認める
シタラビン（キロサイド®、キロサイド®N）	● **長期間投与**した患者に出現する ● 軽度な場合が多く、ステロイドの併用で継続投与可能である
ドキソルビシン（ドキシル®）	● 投与開始**30分以内**に出現することが多い ● 投与速度は**1mg/分を超えない**ように注意する ● 食物、他薬剤でのアレルギー歴のある患者は注意を要する ● 再開する場合は0.7mg/分以下となるように投与管理する

表2 インフュージョンリアクションを起こしやすい主な抗がん薬(抗体薬)

一般名(主な商品名)	出現率	前投薬	特徴
リツキシマブ(リツキサン®)	約90%	必須	●**初回投与時**に多く出現する ●投与開始後(または速度上昇後)**30分〜2時間以内**に発症が多い ●重篤な症状は**80%**が初回投与例である ●**腫瘍量**が多い、**脾腫**を伴う、**心・肺障害**を有する患者では出現頻度が高いうえに重篤化しやすい
トラスツズマブ(ハーセプチン®)	約40%	―	●**初回投与時**に多く出現する ●初回投与時の**投与中から24時間以内**に発症が多い(外来投与の場合は帰宅後も発症する) ●肺転移や肺障害により**安静時呼吸困難**がある患者は出現頻度が高い
ベバシズマブ(アバスチン®)	頻度不明	―	●**初回投与時**に出現しやすい ●初回投与は90分かけて点滴静注するが、問題なければ2回目は60分、3回目は30分と**投与時間を短縮**できる
セツキシマブ(アービタックス®)	約20%	必須	●**初回投与時**に出現しやすい
パニツムマブ(ベクティビックス®)	約3%	―	●**初回投与時**に出現しやすい
テムシロリムス(トーリセル®)	頻度不明	必須	●**初回投与時**に出現しやすい ●2回目以降の投与時に初めて重度のIR出現の報告もある
ラムシルマブ(サイラムザ®)	約0.8%	推奨	●**初回投与時**に出現しやすいが2回目以降の出現の報告もある

2 具体的症状と特徴の把握

- 症状は多種多様ですが、具体的にどのような症状を引き起こすのか、事前に把握しておくことが大切です(表3)。
- 特に、他の抗がん薬との併用時には判別が困難な場合も多いですが、明確な判別ができないまま対症療法が実施されることもあります。一方で、くしゃみや「耳の奥がかゆい」「喉がいがらっぽくなった」などの特有の症状の訴えも聞かれます。
- 軽度のものからアナフィラキシーショックまで程度はさまざまですが、看護師が早期の症状を発見することで重篤化を予防することにつながります。

1 過敏症

- タキサン系抗がん薬(パクリタキセル、ドセタキセルなど):投与初回と2回目に過敏症を起こしやすく、投与直後に症状が出現しやすいです。
- 白金製剤(カルボプラチン、オキサリプラチン、シスプラチンなど):投与回数が増えていくほど出現頻度が高まり、投与直後から投与終了までのどの時間帯においても出現します(表1)。
- 抗がん薬による過敏症出現の特徴を理解したうえで臨むことが、有効な症状のモニタリングやマネジメントにつながります。

表3 過敏症・IRの主な症状

軽度	中等度	重度
顔面紅潮、皮膚発赤、発疹、蕁麻疹、悪心、ほてり感、皮膚瘙痒感、脱力感、くしゃみ、鼻汁、咽頭違和感、咳嗽	バイタルサインの変化（血圧低下、血圧上昇、脈拍低下、脈拍上昇、酸素濃度の低下）、胸部圧迫感、喘鳴	気管支れん縮、浮腫、血圧低下を伴う循環不全、意識障害　　アナフィラキシーショック

③ 患者のアセスメント

1 過敏症

- 抗がん薬投与前には、患者の「アレルギー歴」や「過敏症」の有無を確認しておきます。
- **タキサン系抗がん薬**：アルコールが含有されているため、アルコール過敏の患者は過敏症が起こりやすくなり、観察を強化する有用な事前情報となります。
- **ドセタキセル**：アルコール過敏の患者に対して、添付のエタノール溶解液を使用せずに生理食塩液か5％ブドウ糖液を溶解液として代替できます。
- **化学療法歴のある患者**：前回までの投与時・投与中・投与後の過敏症の有無を確認します。前回までに軽度であっても過敏症の症状を起こしている場合には、観察強化はもちろんのこと、予防薬や投与速度を調整する必要性があるため、医師・薬剤師の指示を確認する必要があります。

2 インフュージョンリアクション

- IRは、初回投与時や2回目に出現しやすいため、患者の投与回数を把握しておき、表2に示した薬剤別の特徴をふまえておく必要があります。
- **リツキシマブ**：腫瘍量の多い患者や投与速度上昇タイミングなどで危険性が増します。また、リツキシマブは維持療法が実施されるため、投与期間をおいてから再投与する場合も多くあります。リツキシマブ投与時の初回の状況を、ふり返って把握しておくことも大切です。
- **トラスツズマブ**：呼吸困難感の既往がある場合に危険性が増すことを熟知しておきます。

看護ケア

① 予防ケア

1 前投薬の確認

- **過敏症**：過敏症が出現しやすい抗がん薬では、前投薬を投与して過敏症を予防することが多いです。必ず前投薬が決まっている抗がん薬には、パクリタキセルが挙げられます。一般的にはステロイド、ヒスタミンH_1受容体拮抗薬、ヒスタミンH_2受容体拮抗薬を経口または静

図1 症状のモニタリング

投与初期に過敏症を起こしやすい抗がん薬（タキサン系など）

- 投与開始15分以内：看護師が付き添って観察
- 投与開始15分経過後：30分間隔で観察

観察ポイント
症状が軽度のうちに発見することが、重症化を予防する

IRを起こしやすい抗がん薬

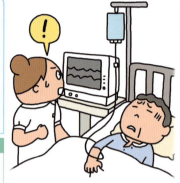

投与中いつでも過敏症を起こしやすい抗がん薬（白金製剤など）

- 投与直後〜終了まで：30分間隔で観察

観察ポイント
投与回数が増加している時期には、観察を強化する

注で投与します。
- 抗がん薬投与の30分前までに投与するように準備し確認します。静注の場合は、抗がん薬投与の30分前までに投与完了するようレジメンとして組み込まれていることが多く、順番に投与していきます。
- IR：薬剤により前投薬が必須の場合があります（表2）。
- 例えば、リツキシマブのIRの予防と軽減策としては、解熱鎮痛薬（アセトアミノフェン、イブプロフェン）と抗ヒスタミン（ジフェンヒドラミン塩酸塩、d-クロルフェニラミンマレイン酸塩）の前投薬が投与ごとに行われるよう定められています。リツキシマブを投与する30分前までの服用が原則であり、看護師の管理のもと確実に投与管理します。

> **ここに注意！**
> - 前投薬が経口薬の場合、飲ませ忘れのないよう、抗がん薬の投与開始30分前までに確実に服薬できるように管理します。

2 早期発見のための症状モニタリングとマネジメント

- 抗がん薬の投与中は、看護師による頻回の観察と同時に患者自身のモニタリングも重要です。
- 抗がん薬投与前後にバイタルサインを測定し、投与中は過敏症やIRが出現していないか、注意深く観察していきます（図1）。
- 過敏症の症状は多種多様ですが、患者からのあいまいな表現の訴えに対しても注意を払い、過敏症の初期症状を観察することが早期発見につながります。
- IRの症状は、過敏症と同様に多種多様ですが、前駆症状として患者からの「いつもと違

> **ここに注意！**
> - 注入速度に関連して血圧下降、気管支けいれんなどを生じるリスクがあるので、リツキシマブのように一定時間で投与速度を上げる薬剤については、"投与速度を上げた時点"から再度15分くらい付き添って観察を強化します。

> **ここがコツ！**
> - 「ほてるような症状はありませんか」「皮膚のかゆみは出ていませんか」など、化学療法が初めての患者にもわかりやすい言葉で症状を確認しましょう。

図2 インフュージョンリアクションの観察

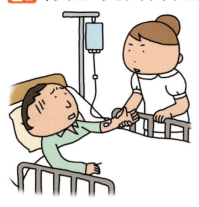

この症状を見逃さない!

前駆症状
- 患者の訴え:「いつもと違う」「何だか変な感じ」
- いつもみられない腹痛、悪心、しびれ感

主な症状
- 患者の訴え:「耳の奥がかゆい」「喉がいがらっぽくなった」
- 悪寒、発熱、悪心、発疹、瘙痒感、くしゃみ

う」「何だか変な感じ」などの訴えや、いつもみられない腹痛や悪心、しびれ感などを見逃さないことが大切です(図2)。

3 セルフケア支援

- 看護師によるモニタリングのほかに、患者自身がモニタリングすることで、より早期に症状を知ることができます。
- 患者には過敏症やIRの危険性と具体的な症状、早期発見の重要性を説明し、ごく軽度の変化であっても看護師に報告するように説明します。

ここがコツ!
- 前駆症状(図2)を見逃さないことも大切です。
- くしゃみ、咳をするなどの行動から発見されることもあります。

ここに注意!
- 患者が理解していないと症状出現後に発見が遅れ、重症化する危険性につながります。

ナースの視点
- 早期発見の重要性を十分に説明したつもりでも、「もう少し様子をみようと思った」「気のせいかと思った」など、患者は報告をためらったり、がまんしている場合があります。事前に症状をがまんしないよう説明し、定期的に声をかけることが大切です。

2 症状出現時の対応

- 過敏症やIR出現時は、すぐに抗がん薬の投与を中断します。
- 特異的な処置があるわけではなく、症状にあわせて対症療法を行います。
- 重篤なアナフィラキシーショックの場合は、救急蘇生法に則った対処が必要になりますので、必要となる薬剤と物品は常に使用できるように準備し、スタッフ全員が日常点検を行っておきます(表4)。通常は救急カートに一揃えになっています。発見者は、患者のそばを離れずにナースコールなどで他のスタッフの応援を呼び、急変を伝えます。
- 過敏症急変時に備え実際的なケースを想定したシミュレーション訓練を定期的に行い、実践できるようにしておきます。
- 過敏症やIRが出現した場合は、CTCAE(表5)を用いて、症状の程度を把握し記録します。記録は多職種の共通解釈のツールとして有用になります。

表4 症状出現時の対応と必要薬剤と物品

過敏症・IRの対応	必要薬剤	必要物品
● 抗がん薬の投与を中止する ● 発見者は患者のそばを離れず応援を要請し、医師へ報告する ● バイタルサインを測定し、意識状態の確認、症状の程度を観察する ● 追加の薬剤を投与する場合は、輸液ラインはすべて交換し、可能な限り新規に血管確保するか、同じ血管を使用する場合は原因薬剤を吸引してから使用する ● 抗がん薬が注入された量と時間、症状、処置を時系列で記録する	● アドレナリン ● ステロイド ● ジフェンヒドラミン ● シメチジン ● アミノフィリン ● グルカゴン ● リドカイン ● ドパミン ● アトロピン ● 炭酸水素ナトリウム ● 神経弛緩薬 ● 電解質輸液 ● 血漿増量薬	● 挿管セット ● 気管切開セット ● 酸素吸入物品 ● 吸引物品 ● バッグ・バルブ・マスク(アンビューバッグ) ● 心電図モニター ● 除細動器／AED

軽度	重度
● 症状消失後に投与を再開するか確認する ● 再開する場合は、投与速度の指示を確認する ● 投与再開後は注意深くバイタルサインと過敏症の症状の有無を観察する	● 心電図モニターを装着する ● 酸素濃度により酸素投与を行う ● ショック症状が認められた場合は、症状にあわせた救急蘇生法が行われる

救急カートは、常に使用できるよう準備！

表5 有害事象共通用語規準（CTCAE、JCOG版）

有害事象	Grade 1	Grade 2	Grade 3	Grade 4	Grade 5
アレルギー反応	一過性の潮紅または皮疹；＜38℃（100.4°F）の薬剤熱；治療を要さない	治療または点滴の中断が必要．ただし症状に対する治療（例：抗ヒスタミン薬，NSAIDs，麻薬性薬剤）にはすみやかに反応する；≦24時間の予防的投薬を要する	遷延（例：症状に対する治療および／または短時間の点滴中止に対して速やかに反応しない）；一度改善しても再発する；続発症（例：腎障害，肺浸潤）により入院を要する	生命を脅かす；緊急処置を要する	死亡
注入に伴う反応	軽度で一過性の反応；点滴の中断を要さない；治療を要さない	治療または点滴の中断が必要．ただし症状に対する治療（例：抗ヒスタミン薬，NSAIDs，麻薬性薬剤，静脈内輸液）にはすみやかに反応する；≦24時間の予防的投薬を要する	遷延（例：症状に対する治療および／または短時間の点滴中止に対して速やかに反応しない）；一度改善しても再発する；続発症により入院を要する	生命を脅かす；緊急処置を要する	死亡

「有害事象共通用語規準v4.0日本語訳JCOG版，JCOGホームページ（http://www.jcog.jp）」より許諾を得て転載

③ 心理的支援

- 患者は過敏症やIRが出現すると、もっと症状が重くなるのではないか、過敏症により化学療法の継続ができないのではないかと、さまざまな不安を抱くことがあります。患者の不安感を察知して、心理的な支援につなげることも看護師の重要な役割です。

- 過敏症やIRの重症度により、他の抗がん薬に変更となる場合もあります。治療変更による患者の動揺を確認しながら、説明を進めるなど配慮します。

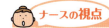 ナースの視点

- 症状の改善後に再投与する際は、同じ症状が出る可能性も高く、患者は恐怖感を覚えます。必ず"再投与時には医師・看護師が付き添って投与する"ことを伝えて、不安感を緩和します。

（長崎礼子）

文献
1. 関野礼子：インフュージョンリアクション．がん看護 2009；14（78）：225．
2. 小澤桂子：過敏症．濱口恵子，本山清美編，がん化学療法ケアガイド 改訂版，中山書店，東京，2012：108．
3. 木暮友穀：アレルギー反応，インフュージョンリアクション．遠藤一司監修，がん薬物療法の支持療法マニュアル-症状の見分け方から治療まで，南江堂，東京，2013：97．
4. 日本臨床腫瘍研究グループ：有害事象共通用語規準 v4.0 日本語訳 JCOG版．
   http://www.jcog.jp/doctor/tool/CTCAEv4J_20160310.pdf（2016.10.31.アクセス）

Part 4 抗がん薬投与から終了まで
すぐに現れる急性の副作用と対処法 ②

血管外漏出

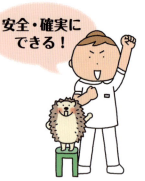

安全・確実にできる！

コレだけおさえよう！

- 血管外漏出は、予防が最も重要である。適切かつ確実に血管を確保し、留置確認、固定、観察を行い予防に努める。
- 予防・早期発見のためのケアや発生時の対応を身につけ、抗がん薬が漏出した場合は、看護師による継続的な観察を行う。

発症のメカニズム

- 抗がん薬の血管外漏出とは、抗がん薬が血管内から皮下組織に漏れる、あるいは浸潤することです。皮膚や組織の潰瘍、壊死に伴い、機能障害を引き起こすため、患者にとって日常生活への支障をきたす可能性のある副作用症状です（図1）。
- 化学療法に携わる看護師は、患者へ安全・確実・安楽な治療を提供するために、抗がん薬の血管外漏出が引き起こす患者への負担を熟知し、抗がん薬や患者の要因からアセスメントするために、血管外漏出の予防と早期発見、発生時の対応を熟練しておく必要があります。

1 血管外漏出の要因

- 血管外漏出を引き起こす要因として、力学的・生理学的・薬学的要因が考えられています（表1）。

図1 血管外漏出

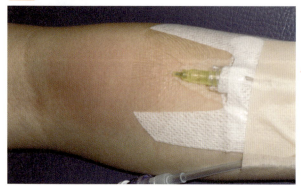

皮膚の発赤と腫脹が出現し、血管外漏出が起こっていることが確認できる

2 抗がん薬のリスク分類

- 抗がん薬は、皮膚や組織への傷害度により壊死性抗がん薬・炎症性抗がん薬・非壊死性抗がん薬に分類されています（**表2**）[1]。すべての抗がん薬が分類されているわけではなく、多くが動物実験から検討された結果に基づいており、新規抗がん薬が多く開発されているなか、傷害度の不明な抗がん薬もあります。
- 壊死性抗がん薬ではなくても皮膚や組織傷害を起こした報告もあるため、すべての抗がん薬の漏出後は看護師による継続的な観察が最も重要になります。

表1 血管外漏出の要因

分類	考えられる要因
力学的要因	● 血管が細い・脆弱 ● 部位の選択（関節付近や利き腕など） ● 固定が不十分 ● カテーテルの破損 ● 静脈ポートの破損や分離
生理学的要因	● カテーテル内に血栓形成 ● カテーテル先端の閉塞・**フィブリンシース** ● リンパ浮腫
薬学的要因	● 薬剤のpH（生理学的に薬剤のpH値は7.35～7.40にすべきとされている） ● 薬剤の濃度 ● 血管収縮の可能性

Word
- フィブリンシース：p.36 Word。

表2 血管外漏出時の組織傷害の分類と起こりやすい抗がん薬の例

壊死性抗がん薬 （ビシカント：vesicant）	炎症性抗がん薬 （イリタント：irritant）	非壊死性抗がん薬 （ノンビシカント：nonvesicant）
● ドキソルビシン ● イダルビシン ● アクチノマイシンD ● マイトマイシンC ● アムルビシン ● ダウノルビシン ● エピルビシン ● ドセタキセル ● ビンクリスチン ● ビンブラスチン ● ビンデシン ● ビノレルビン ● ラニムスチン ● ミトキサントロン ● ピラルビシン ● パクリタキセル	● イホスファミド ● シクロホスファミド ● ダカルバジン ● シスプラチン ● オキサリプラチン ● ネダプラチン ● エトポシド ● ノギテカン ● ゲムシタビン ● フルオロウラシル ● フルダラビン ● アクラルビシン ● メルファラン ● ボルテゾミブ ● ペメトレキセド ● ベンダムスチン ● カルボプラチン ● イリノテカン	● ブレオマイシン ● ペプロマイシン ● シタラビン ● エノシタビン ● メトトレキサート ● ニムスチン ● L-アスパラギナーゼ ● リツキシマブ ● トラスツズマブ ● パニツムマブ ● インターフェロン ● インターロイキン

予防・早期発見のための看護ケア

1 確実な血管確保と留置

- 適切な穿刺部位を選び、血管を確保します。血液の逆流や生理食塩液を注入して、確実に留置できていることを確認したのち、カテーテルでループを作り、透明ドレッシング材を用いて固定します p.33 。

2 投与開始前の患者指導

- 抗がん薬の投与開始前に、血管外漏出の可能性を患者へ説明します。その際に、穿刺部位の違和感・疼痛・発赤・瘙痒などの具体的な症状を説明したうえで、すぐに看護師に報告するように指導します。

ここがコツ！
- 点滴中にトイレなどで動く場合は、穿刺側になるべく力を入れない、どの関節を動かしてもよいかなど、穿刺した部位に応じた負担のかからない動き方を説明しておきましょう。

3 投与中の定期的な観察

- 投与開始後においても、定期的に異常がないか確認します。
- **輸液ポンプ使用時**：輸液ポンプを外して、自然滴下の状況を目視で確認します。輸液ポンプを外した際に輸液ボトルを穿刺部位よりも下げることで、留置針から血液の逆流を観察でき、漏出のないことを確認できます（図2）。輸液ルートを指でつまんで圧をかけての血液逆流方法は、血管内皮に不要な刺激を与えてしまうため避けるべき行為です。

ここに注意！
- 輸液ポンプは正確な投与時間を守るために必要ですが、血管外漏出発生時に抗がん薬を加圧して注入してしまう欠点があります。そのため、壊死性抗がん薬においては、自然滴下で投与管理し、輸液ポンプの使用を避けることが望ましいです。

4 投与終了時の対応

- 抗がん薬の投与終了時には、生理食塩液でフラッシュしてから抜針します。
- 抜針後には5分間圧迫し、確実に止血します。ここで確実に止血しないと、血管外漏出が起こり、穿刺部位があとから腫脹したり、痛みが生じる原因につながります p.45 。

ここがコツ！
- 消毒綿にテープを貼付して圧迫しないで動いてしまう患者がいるため、テープを貼付しても、必ず始めの5分間は圧迫する必要性を説明しましょう。

図2 血液の逆流の観察方法（一例）

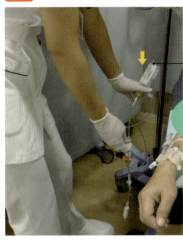

輸液ボトルを穿刺部位より下げる

血液の逆流を確認する！

5 中心静脈ポートへの対応

- 中心静脈ポートは、皮下に埋まっているポート部分を支えて穿刺します。
- 穿刺後は血液の逆流を確認し、生理食塩液を注入して確実に開通確認後、点滴を開始します p.36 。

血管外漏出発生時のケア

- 血管外漏出は、多く発生する副作用症状ではないため、誰もがすぐに的確に対応できるようにマニュアルや手順書を作成しておく必要があります（図3）。

1 発見時の初期対応

- 血管外漏出が疑われるような症状が発生した場合は、すぐに点滴を中止し、医師の診察が必要です。
- 患者の症状を細かく聴取し、漏出した部位の写真を撮っておくと、以後の観察が容易になります。

2 漏出部位への対応

- 血管外漏出で使用する薬剤や物品を1つにまとめて準備しておくと、あわてずに対応できます（図4）。
- 抗がん薬による対応の違いを含めて、まとめて示しておくことが有用です。

図3 抗がん薬の血管外漏出時の対応フローチャート（がん研究会有明病院）

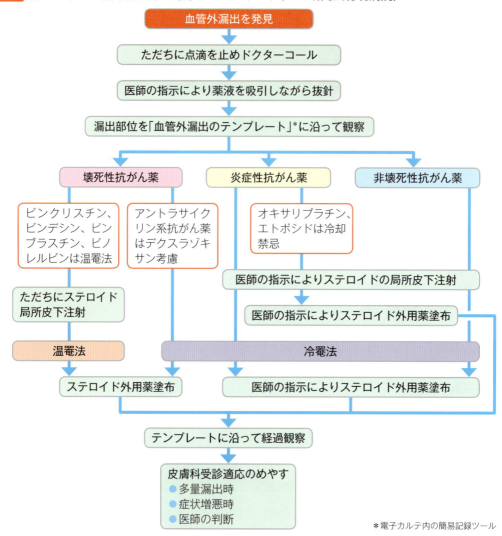

＊電子カルテ内の簡易記録ツール

図4 血管外漏出対応キットの例

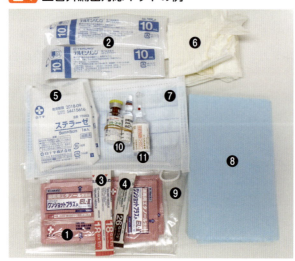

❶消毒液含浸綿	5枚
❷シリンジ10mL（ロック付）	2本
❸注射針18G	1本
❹注射針26G	1本
❺滅菌ガーゼ	2枚
❻未滅菌手袋	2組
❼サージカルマスク	2組
❽作業用シート	1枚
❾ビニール袋	1枚
❿ステロイド	1セット
⓫局所麻酔薬	1A

- 抗炎症目的で多くの施設で実践しているステロイドの局所皮下注射（図6参照）については、臨床への積極的推奨をする有効性は示されていません。しかし、現時点では否定する有用な報告もないため、血管外漏出の対応として実施していることが多いです。

3 漏出部位の治療

- 治療に関しては、皮膚科受診など医師の判断に基づいて対応します（表3）。

1 漏出液の除去

- 抗がん薬の血管外漏出が疑わしい場合、留置針を抜去する前に穿刺部位より血液を吸引し、できる限り残存する薬剤を除去します。

2 冷罨法（温罨法）

- 冷罨法用クーリングパック（図5）などを使用して冷却します。
- 薬剤によっては、温罨法が適応となる場合もあります（表4）。

表3 漏出部位の治療

抗がん薬の分類	治療
壊死性抗がん薬	● 冷罨法（ビンカアルカロイドは温罨法） ● アントラサイクリン系抗がん薬はデクスラゾキサンの投与を考慮 ● ステロイド局所皮下注射 ● ステロイド外用療法 ● ステロイドの内服治療を考慮 ● 症状が寛解するまで連日行う
炎症性抗がん薬	● 少量であれば冷罨法（オキサリプラチン、エトポシドは冷却禁忌） ● ステロイド外用療法 ● 症状が消失するまで、原則として連日行う ● 大量であれば、ステロイド局所皮下注射
非壊死症性抗がん薬	● 冷罨法　● 外用療法

図5 冷罨法用クーリングパックの例

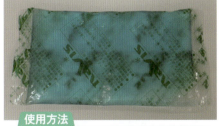

使用方法
冷罨法が必要な薬剤に関しては、冷たすぎないか確認して患部に当てる

表4 血管外漏出時に温罨法の適応となる抗がん薬

- オンコビン（ビンクリスチン®）
- フィルデシン（ビンデシン®）
- エクザール（ビンブラスチン®）
- ビノレルビン（ナベルビン®）

3 ステロイド局所皮下注射(図6)

- 漏出部位に、ステロイドと局所麻酔薬の局所皮下注射を行います。漏出部位より広く範囲をとり、中心に向かい頻回にまんべんなく局所皮下注射します。

4 ステロイド外用療法

- 漏出範囲に、ステロイド軟膏外用(例:クロベタゾールプロピオン酸エステル〈デルモベート®〉、ジフロラゾン酢酸エステル〈ダイアコート®〉)を1日2回塗布します。

5 治療薬投与

- アントラサイクリン系抗がん薬漏出時は医師の指示により、デクスラゾキサン(サビーン®)の静脈点滴が考慮されます。サビーン®投与時は、図7に示す注意点と副作用の報告があります。

図6 ステロイド局所皮下注射の方法

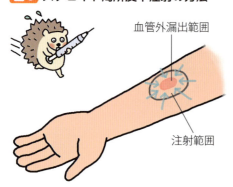

注射方法
漏出範囲よりも大きく、かつ中枢に向かって範囲を広げて、まんべんなく何回も皮下に局所注射する

局所注射薬剤(例)
- ヒドロコルチゾンコハク酸エステルナトリウム(ソル・コーテフ®)50〜100mg
- ベタメタゾンリン酸エステルナトリウム(リンデロン®)5〜10mg
- デキサメタゾンリン酸エステルナトリウム(デカドロン®)8mg＋1%リドカイン(キシロカイン®)

図7 サビーン®投与時の注意点

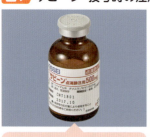

2014年4月から販売されたアントラサイクリン系抗がん薬の血管外漏出治療薬

- 血管外漏出後6時間以内に投与を開始する
- 調製後150分以内に投与する
- 同時間帯に3日間の連続点滴を行う
- 1、2日目は1,000mg/m², 3日目は500mg/m²を投与する
- 腎障害のある患者には、通常の半量の投与とする
- 漏出部位を冷却している場合は、血流確保のため15分以上前に取り外す
- **副作用**:骨髄抑制、悪心・嘔吐、発熱、注射部位疼痛など

デクスラゾキサン(サビーン®)
(キッセイ薬品工業株式会社)

患者指導

- 血管外漏出した数日後にも、症状が悪化する可能性を説明します。
- 血管外漏出した部位の観察を行い、疼痛・腫脹・発赤・水疱形成などの皮膚の変化(症状)が増悪した場合には、病院へ連絡する必要があることを説明します。

心理的支援

- 患者は、血管外漏出した部位の症状の悪化や、化学療法の継続に対する不安を抱きやすいです。化学療法自体に関する不安や、医療不信につながる要因にもなり得ます。
- 看護師は、皮膚所見が増悪した場合の医療者の対処方法の説明や、今後の化学療法自体についての不安をどのように抱いているか確認し、いつでも疑問点を伺う姿勢を示し、患者の不安を緩和するかかわりを持つことが重要です。

(長崎礼子)

文献
1. 日本がん看護学会編:外来がん化学療法看護ガイドライン1 2014年版 第2版. 金原出版, 東京, 2014.
2. がん研究会有明病院看護部:化学療法マニュアル, 2015.
3. 長崎礼子:エビデンスに基づく血管外漏出の予防・早期発見・対応. オンコロジーナース 2015;8(5):4.

Part 4 抗がん薬投与から終了まで
服薬管理

経口抗がん薬の服薬指導

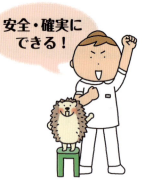

安全・確実にできる！

コレだけおさえよう！

- 経口抗がん薬は、患者の服薬アドヒアランスが治療成功の是非に大きく影響する。
- 患者・家族が服薬管理やセルフケアを十分行えるよう、生活に沿った服薬管理・副作用のセルフケアの方法を患者・家族とともに考え、支援する。

経口抗がん薬による治療の特徴

- 近年の分子標的治療薬を含む経口抗がん薬の開発に伴い、経口抗がん薬のみのレジメンや、注射抗がん薬と併用する治療など、化学療法において選択の幅が広がってきています。
- 経口抗がん薬は、入院をせず日常生活を営みながら治療を継続でき、QOLを維持できる利点があります。一方、患者、家族が服薬管理やセルフケアを積極的に行わなければ、出現する有害事象に対処できず、治療を中止せざるを得ない可能性もあります。
- 患者、家族が日常生活を維持しながら、出現する可能性のある有害事象をできる限り予防・対処し、最大限の治療効果が得られるためには、多職種によるサポート体制の構築が重要です。

経口抗がん薬のアドヒアランス支援

1 アドヒアランスに影響する要因（図1）

- **世界保健機関（WHO）**（2003）が提示した**アドヒアランス**に影響する要因として、①保健医療システム／ヘルスケアチーム、②社会的・経済的、③治療法、④患者、⑤病態の5点を挙げています。経口抗がん薬を用いた治療を開始する前に、アドヒアランスに影響するこれらの要因を確認し、アセスメントを行い、個々の患者にあわせた支援を行います。

 Word

- **WHO**：World Health Organization、世界保健機関。
- **アドヒアランス**：患者が積極的に治療方針の決定に参加し、その決定に従って治療を受けること。

- アドヒアランスに影響する内容としては、「患者の病状」や「副作用の有無」のほか、「患者と家族が治療の内容やスケジュールを理解しているか」「副作用を理解しているか」「薬剤のパッケージを開けられるか」「薬剤の嚥下」「薬剤の自己管理が可能か」「家族・友人・パートナーなどの治療の理解度とサポート体制があるか」などであり、これらを把握し支援につなげます。

2 多職種で情報を共有する

- 経口抗がん薬を入院で導入した場合は、患者が退院後も服薬管理やセルフケアが継続できるよう、外来と連携していくことが必要です。
- 外来で導入した場合は、時間が限られるなかで、患者・家族から情報を得て、服薬に関するアセスメントを行い、指導へつなげていくことが必要です。医師は治療の説明を行い、看護師は治療に対する患者の意思決定を支え、経口抗がん薬の自己管理、副作用のセルフケアについて支援します。また、薬剤師は服薬方法、副作用について専門的な視点で説明します。
- それぞれ多職種の役割について理解しあい、連携体制について評価・修正を行っていくことが重要です。多職種間の情報共有について、共通で記録できるテンプレートや問診票の活用など、施設にあった方法を検討するとよいでしょう。

図1 アドヒアランスの5つの要因

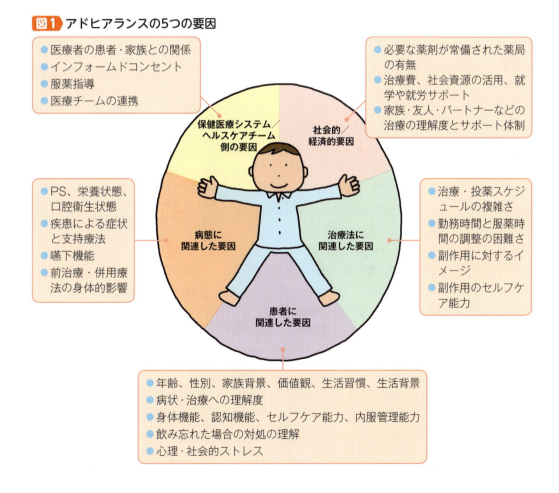

経口抗がん薬治療における看護師の役割

1 治療レジメン・治療スケジュールの把握

- 治療が決定したら、薬剤の分類、服薬期間、服用の用量、用法、副作用の内容などを把握します p.174 付録。
- 服薬アドヒアランスを妨げる因子をアセスメントし、患者個々の日常生活にあわせた継続的な支援を計画します。

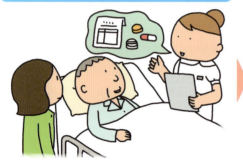
服薬アドヒアランスをアセスメント

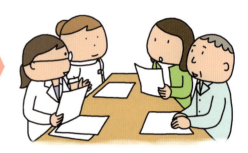
患者の状態・生活に沿った服薬管理方法を計画

2 服薬の管理と指導

- 患者の疾患、治療レジメン、生活背景、生活習慣、家族背景、価値観、身体機能、認知機能、セルフケア能力、内服管理能力をアセスメントし、患者の状態、生活に沿った服薬管理方法を患者・家族とともに計画していきます。
- 薬剤によっては他の薬剤や食品と相互作用を起こしやすい性質があり、飲み合わせによっては、薬剤の作用が強まり、副作用が増強したり、逆に効果が弱くなってしまうこともあります（表1）。
- 各薬剤の特徴、服用方法の注意点などは薬剤師が専門的に服薬指導を行います。看護師は患者・家族がその指導をどの程度理解し、実際に服薬管理が行えているか確認します。
- **入院で導入するとき**：服薬の準備や服用方法、服用後にカレンダーへチェックする一連の流れを体験してもらいながら指導します。
- **外来通院のとき**：入院、外来で指導した服薬管理が継続できているか、また副作用の有無や程度、副作用症状にあわせたセルフケア方法を理解し実践できているかなどを確認します。
- 経口抗がん薬は、例えば飲み忘れた際に2倍量内服してしまう、副作用が増強しても内服を継続してしまうなど、患者が自己判断で誤った対処をすることで、副作用が増悪し治療が中

> **ここがコツ！**
> - **内服を忘れそうな場合**：患者の生活背景を考えて、内服時間を決めておくことや、内服日時をカレンダーに表記するなど、内服を忘れないような工夫を提案します。
> - **内服しづらい場合**：錠剤の大きさや剤形から飲みにくさがある場合、患者の状態にあわせて顆粒剤に変更したり、市販のゼリータイプのオブラートを使用するなど、さまざまな方法を検討・提案します。薬剤師に相談してもよいでしょう。

> **ここに注意！**
> - 飲みやすさを工夫する際、錠剤を噛み砕いたりカプセルを外したりすると、作用が変化することがあるため注意します。

表1 注意が必要な経口抗がん薬（一例）

一般名（主な商品名）	注意点
エベロリムス （アフィニトール®錠） 	● 血中濃度が低下する報告があるため、**空腹時に服用**する ● 噛み砕いたり、PTPシートごと飲み込んだりしないこと **併用禁忌**：薬の効果が弱まる ● セイヨウオトギリソウを含む健康食品 ● グレープフルーツ
カペシタビン （ゼローダ®錠） 	**併用禁忌**：重篤な血液障害が出現 ● テガフール・ギメラシル・オテラシルカリウム配合（ティーエスワン®） **併用注意** ● ワルファリンカリウム：薬剤作用を増強 ● フェニトイン（アレビアチン®）：薬剤の血中濃度を上昇させ、副作用が増強 ● トリフルリジン・チピラシル（ロンサーフ®）：重篤な骨髄抑制など、副作用が増強
レゴラフェニブ （スチバーガ®錠） 	● **食後に内服**する（空腹時に内服すると薬の吸収が悪い） ● 高脂肪食摂取後に服用すると薬の効果を弱めることがある

止となる場合もあります。そのため、正しい対処方法を指導します。
● 外来担当薬剤師と継続的に相談しながら、患者が不安なく服薬管理が行えるよう支援します。

③ セルフケア支援

1 導入時

● 経口抗がん薬の副作用の種類、出現時期を把握し、ケア方法を説明します（表2）。
● 外来で導入する場合は、経口抗がん薬が処方された日に服薬指導を受け、内服を開始しま

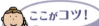ここがコツ！

● 患者・家族が後日でも確認ができるように、パンフレットなどを活用することも効果的です。

す。点滴治療の併用や検査などがなければ、病院に来院するのは数週間後となるため、その間は自宅で服薬管理と副作用のケアを患者・家族が行うことになります。副作用による症状の自己チェックが行え、悪化時は医療者へ伝えられるよう指導します。

2 導入後初めての外来時

● 入院で治療を導入し外来通院へ移行した患者が初めて外来に来た際は、入院中の情報をカルテの記録から確認したり、図1に沿って継続的に情報収集、アセスメントを行い、問題点を抽出します。
● 入院中に服薬指導、セルフケア指導を受けた内容が自宅で実践できているか、実践するには何か問題点があるかなど、患者・家族から話を聞きます。そして、より患者にあったケア方法を一緒に考え、提案します。

表2 経口抗がん薬で起こりやすい主な副作用

副作用	原因となりやすい薬剤（主な商品名）		出現期間
手足症候群 ＊ケア方法は p.106	●テガフール・ギメラシル・オテラシルカリウム配合（ティーエスワン®） ●カペシタビン（ゼローダ®）	●アキシチニブ（インライタ®） ●ソラフェニブ（ネクサバール®） ●スニチニブ（スーテント®） ●レゴラフェニブ（スチバーガ®）	●投与4日目～6か月ごろ
口内炎 ＊ケア方法は p.80	●テガフール・ギメラシル・オテラシルカリウム配合 ●カペシタビン（ゼローダ®） ●エトポシド（ベプシド®）	●トリフルリジン・チピラシル（ロンサーフ®） ●エベロリムス（アフィニトール®）	●投与2日目～10日目ごろ ●骨髄抑制の時期
下痢 ＊ケア方法は p.86	●テガフール・ギメラシル・オテラシルカリウム配合 ●カペシタビン ●アキシチニブ ●トリフルリジン・チピラシル ●ゲフィチニブ（イレッサ®） ●エルロチニブ（タルセバ®）	●ラパチニブ（タイケルブ®） ●アファチニブ（ジオトリフ®） ●ソラフェニブ ●スニチニブ ●レゴラフェニブ ●パゾパニブ（ヴォトリエント®）	●24時間以内：急性下痢 ●1日目～10日後ごろ：遅発性下痢
間質性肺炎 ＊ケア方法は p.139	●トリフルリジン・チピラシル ●メルファラン（アルケラン®） ●ブスルファン（マブリン®） ●イマチニブ（グリベック®）	●ゲフィチニブ ●エルロチニブ ●エベロリムス	●投与後1～2週程度 ●数週間～数年

3 外来における副作用の対応

- 外来では、副作用悪化時の対応や副作用のケア方法についての相談を、電話で行い、患者の症状から来院の必要性を判断します。
- 来院時は、手足症候群などの皮膚障害が悪化した場合は皮膚科へ、口内炎が悪化した場合は歯科へコンサルトするなど、より専門的な治療やケア方法のアドバイスが受けられるよう調整を図ります。

（黒田直子）

Part 5
副作用マネジメント

- ● セルフケア支援
- ● 副作用とその対策

  患者が自覚できる副作用　①悪心・嘔吐、②口腔粘膜炎、③食欲不振、味覚障害、④下痢、⑤便秘、⑥倦怠感、⑦脱毛、⑧末梢神経障害、⑨手足症候群、⑩皮膚乾燥、⑪ざ瘡様皮疹、⑫爪囲炎、⑬紅斑・色素沈着、⑭性機能障害

  検査でわかる副作用　①骨髄抑制、②腎障害、③肝障害、④肺障害（間質性肺疾患）、⑤心毒性、⑥高血圧

- ● 代表的なレジメンと看護ケア　①XELOX＋ベバシズマブ、②R-CHOP
- ● オンコロジック・エマージェンシー　①腫瘍崩壊症候群、②発熱性好中球減少症、③その他の症状

経過を理解し、つらい症状を予防し、支える！

● 看護師は、患者が受けるレジメンとその主な副作用の出現時期を把握して（図）、治療当日には細心の注意を払って見逃してはいけないことを観察し、副作用が起こった際の対処方法も頭に入れておきます。また、患者のレディネス（準備状態）を考慮しながら患者のセルフケアを支援します。
（鈴木美穂）

図　抗がん薬による主な副作用の頻度と出現時期

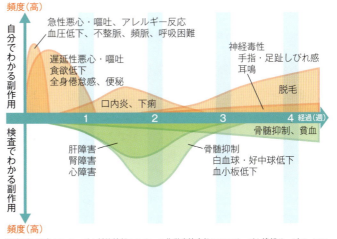

国立がん研究センターがん対策情報センター：化学療法全般について．がん情報サービス，http://ganjoho.jp/public/dia_tre/attention/chemotherapy/about_chemotherapy.html（2016.10.31.アクセス）より引用

Part 5 副作用マネジメント

セルフケア支援

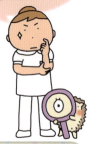

経過を理解し、つらい症状を予防し、支える!

- がん化学療法を継続するには、患者自身によるセルフケアが最も重要である。
- 看護師は、患者がセルフケアへの意欲を保ち、治療に向けて心身の準備ができるよう支援し、周囲のサポートを受けられるよう調整を図る。

がん化学療法の現状

- 化学療法には、殺細胞性抗がん薬、分子標的治療薬、内分泌(ホルモン)治療薬などが含まれ、それぞれの薬剤に特徴的な副作用が出現します。
- 在院日数の短縮化、支持療法の進歩、QOLを重視した患者の意向などにより、化学療法は短期入院・外来治療へと移行しているため、患者は副作用を自宅で体験することが多くなってきています。
- 患者が化学療法を継続するためには、治療のメリット(治療効果、症状緩和など)がデメリット(副作用、心身への影響など)を上回っていることが大前提です。デメリットを最小限にし、治療を完遂または継続するためには、患者のセルフケアが最も重要といえます。

がん化学療法に必要なセルフケアとそれを支援する看護

- 化学療法を受ける患者のセルフケアとは、化学療法による影響(副作用、治療や副作用による日常生活への影響、社会生活への影響など)を調整するために、患者自身が学習し獲得した、自己に向けられる行動と考えることができます。
- 具体的には、①副作用への対処、②心身の調子を整える、③周囲のサポートを受けるなどの行動が挙げられます。
- 患者がセルフケアを学習・身につけ、行動することで、デメリットを最小限に抑え、化学療法を継続することが可能になります。
- 患者へセルフケア支援を行う際は、化学療法により出現する副作用には個人差があること、

患者の背景によってセルフケア能力もさまざまであることを看護師自身が十分理解し、個別性を考慮した方法を検討・提示し、患者が主体的にセルフケアできるようサポートすることが大切です。

1 副作用への対処

1 自分の疾患・治療内容・副作用・対処法を理解する

- 副作用への適切な対処を行うためには、使用する薬剤の種類、治療の目的、期待できる効果、方法（入院・外来通院、注射・経口）、治療スケジュールなどの治療内容と、その治療の副作用および対処法を理解する必要があります。
- 看護師は、患者がそれらを理解できているか確認し、十分に理解が得られていない場合は、追加説明を行います。説明の際は、説明文書やパンフレット（図1）などの資料を活用し、特に重要な部分には印を付けるなど強調して、根拠とともに説明します。患者が自宅でも振り返ることができるようにすることが大切です。

> **ここがコツ!**
> - 病院に連絡が必要な症状は、わかりやすくまとめておくと、症状出現時に患者が早期に対応することができ、症状の重篤化を防ぐことも可能となります。

2 治療の経過を把握する

- 初めて化学療法を受ける場合や治療計画を変更した際など、初回の化学療法では、出現する可能性のある副作用を理解していても、それが自分にどの程度出現するか不安に思うことがあります。初回の治療で自分に出現した副作用と、有効であった対処方法を把握しておくことで、次回治療の際に、何に注意して対処したらよいかというめやすにすることができます。
- 治療開始後、どのタイミングで、どのような症状が、どの程度出現し、どのような対処法が有効であったかについて、記録を残すことが大切です。

図1 がん化学療法のパンフレットの例

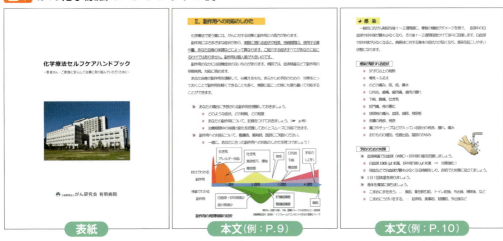

がん研究会有明病院看護部：化学療法セルフケアハンドブック第9版，2016：9-10. より許諾を得て転載

図2 副作用チェックシート

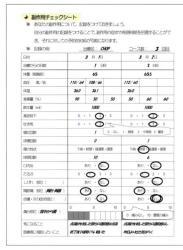

患者自身で記録をつける
- 出現のタイミング
- 症状・程度
- 有効だった対処法　など

↓

1. 次回の治療時に役立つ
2. 医療者への報告に活用できる

がん研究会有明病院看護部：化学療法セルフケアハンドブック，第9版，2016：49．より許諾を得て転載

- 看護介入としては、患者が自分の副作用の特徴を知り、主体的に対処できるよう、副作用チェックシート（図2）の活用を提案します。副作用チェックシートの使用方法の説明と同時に、医療者へ副作用について報告する際に活用することができるなどのメリットも説明します。

3 治療経過を振り返り、副作用とその対処方法を評価する

- 患者がセルフケアを継続していくためには、副作用への対処方法が有効であること、治療を着実に乗り越えたことを自覚することが大切です。
- 患者と一緒に副作用と対処方法について振り返りを行い、よかった点を認め、うまく対処できなかったことについては、ほかの方法を提案するなど、より有効な対処方法を検討します。

ナースの視点
- 患者が治療を乗り越えたことを評価し、次の治療へ向けセルフケアへの意欲を保ち、治療に向けての心身の準備ができるようサポートしましょう。

2 心身の調子を整える

- がんや治療そのものに対する不安、治療の効果が得られるのかという不安、治療の生活への影響に対する不安など、化学療法を受けることで、さまざまな気持ちの変化が起こります。

ナースの視点
- 治療継続に向けて、患者が不安な気持ちをひとりで抱え込まずに表出したり、気分転換できる時間を作れるよう支援します。

- 看護師は、患者にいつでも相談していいことを伝え、必要な場合、がん相談支援センターなど相談できる場について情報提供します。副作用などのつらい症状をコントロールできるよう指導・教育し、身体の調子がよいときには家事や仕事、趣味などを取り入れ、病気や治療のことを考えない時間を作ることを提案します。
- 副作用のつらさが精神的苦痛の要因となっていることも多いため、副作用をうまくコントロールしていくことも重要です。

- 精神科やカウンセリングなどの専門家の介入が必要とアセスメントした場合は、担当医師へ報告することも大切です。

③ 周囲のサポートを受ける

- 患者が、化学療法の副作用への対処を行い、心身の調子を整え治療を継続するためには、自分でできることとできないことを見きわめ、できないことに対し適切な人に協力を求めるなど、周囲のサポートを得ることも大切なセルフケアの1つです。そのため、患者がサポートを得たいと思ったとき、すぐに行動できるよう、医師、看護師（外来・病棟・外来治療センターなど）、がん相談支援センターなどの相談窓口の情報提供をするなど、医療者への具体的な相談方法を提示します。
- 家族が診察へ同席することを促し、治療内容や治療の経過を理解してもらうことで、患者が家族の協力を得ることができるよう調整します。
- 患者が治療継続のために、職場へ仕事の調整を依頼したり、社会資源の活用を希望する場合は、医療ソーシャルワーカーへ相談できることを伝えます。

> **ナースの視点**
> - 医療者や家族、医療ソーシャルワーカーなど、患者が周囲のサポートを受けやすくなる方法を具体的に提示・調整しましょう。

（上間美夕紀）

Column 膵臓がん治療のいま

　膵臓がんと聞くと、患者は"余命が短い、助からない"というイメージを強く持っているようです。確かに、膵臓がんに対する治療成績は、各種進行固形がんのなかでも治癒に至ることは少ないです。しかし、化学療法の開発によって、2013年にFOLFIRINOX療法、2014年にGem＋nab-PTX療法の新規化学療法が承認されました。この2つの化学療法によって、切除不能境界域の患者に対して、術前化学療法を施行し、安全・確実に手術を行う取り組みが各施設で始まっています。

　FOLFIRINOX療法、Gem＋nab-PTX療法ともに末梢神経障害（しびれ）が出現、残存することが多く、患者にも生活（家事や仕事）の支障が出ることを理解してもらうことが大切です。Gem＋nab-PTX療法は投与間隔も毎週（3投1休）のため、仕事などの調整が可能かどうかといった視点でも説明し、セルフケア支援につなげます。

（大友陽子）

Part 5 副作用マネジメント
患者が自覚できる副作用 ①

悪心・嘔吐

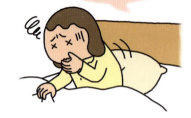

経過を理解し、つらい症状を予防し、支える！

コレだけおさえよう！

- 急性悪心・嘔吐の予防を積極的に行うことが、遅発性／予期性悪心・嘔吐の予防にもつながる。
- 催吐性リスク（抗がん薬）と発症リスク因子（患者）を考慮して、予防・ケアにあたる。

症状（表1）

定義 悪心：胃の内容物を口から吐き出したいという切迫した不快感。
嘔吐：胃の内容物が逆流して、口から強制的に吐き出されること。

- 悪心・嘔吐の症状は、嘔気が起こるかどうか、また起こった場合の程度や持続期間は、薬剤の種類やその患者の体調などにより異なります。
- 自覚症状としては、むかむかする、胸やけ、胃のもたれ感などの症状として表現する場合が多く、食欲不振につながる場合が多いです。

表1 有害事象共通用語規準（CTCAE、JCOG版）

有害事象	Grade 1	Grade 2	Grade 3	Grade 4	Grade 5
悪心	摂食習慣に影響のない食欲低下	顕著な体重減少、脱水または栄養失調を伴わない経口摂取量の減少	カロリーや水分の経口摂取が不十分；経管栄養/TPN/入院を要する	―	―
嘔吐	24時間に1-2エピソードの嘔吐（5分以上間隔が開いたものをそれぞれ1エピソードとする）	24時間に3-5エピソードの嘔吐（5分以上間隔が開いたものをそれぞれ1エピソードとする）	24時間に6エピソード以上の嘔吐（5分以上間隔が開いたものをそれぞれ1エピソードとする）；TPNまたは入院を要する	生命を脅かす；緊急処置を要する	死亡

「有害事象共通用語規準v4.0日本語訳JCOG版、JCOGホームページ（http://www.jcog.jp）」より許諾を得て転載

出現時期

- 化学療法による悪心・嘔吐は、出現時期により3つに分類されます(表2)。
- 急性悪心・嘔吐の予防が不十分であると、遅発性悪心・嘔吐を誘発しやすくなります。そのため、制吐療法で積極的に予防していく必要があります。
- 予期性悪心・嘔吐は、抗がん薬投与前から悪心・嘔吐の症状が出現するのが特徴で、過去の化学療法時に生じた悪心・嘔吐の経験など、精神的な要因が関与しているといわれています。

表2 出現時期による悪心・嘔吐の分類

分類	出現時期	特徴
急性悪心・嘔吐	●抗がん薬投与後、**24時間以内**に生じる	●抗がん薬の種類、量、投与スケジュールがリスクや程度に影響する ●出現率は、抗がん薬の催吐作用によって異なる ●制吐療法でかなりの予防が可能である
遅発性悪心・嘔吐	●抗がん薬投与後、**24時間以降**に生じ、数日持続する	●抗がん薬の代謝産物や精神的因子が関与しているといわれている(急性悪心・嘔吐を経験した場合、遅発性悪心・嘔吐を出現しやすい) ●急性悪心・嘔吐より程度は弱いが、数日持続する
予期性悪心・嘔吐	●抗がん薬**投与前**から生じる	●前回の化学療法で急性／遅発性悪心・嘔吐を経験した患者ほど、次回以降の治療の際に出現しやすい

原因となりやすい薬剤

- 抗がん薬は、嘔吐を引き起こす出現率に応じて、催吐性リスクが分類されています(表3)[1]。
- 多剤併用療法の場合には、レジメンに含まれる催吐性の最も高度なリスクの抗がん薬にあわせて判断します。
- 化学療法の治療開始前の情報の1つとして、レジメンの内容(薬剤名・投与量など)を理解し、催吐性リスクと発生リスク因子をアセスメントすることは、必要な制吐薬の把握や悪心・嘔吐の出現状況を予測した看護介入に役立ちます。

観察ポイント

- 投与する抗がん薬の催吐性リスクとあわせて、発生リスク因子(表4)についても確認します。
- あわせて観察したいポイントを表5に示します。

表3 催吐性リスク分類における代表的な抗がん薬

催吐性リスク	薬剤名	
高度 （>90％）	●ドキソルビシン(A)/エピルビシン(E) 　＋シクロホスファミド(C)：AC療法 　/EC療法 ●シクロホスファミド≧1,500mg/m² ●シスプラチン	●ストレプトゾシン ●ダカルバジン ●カルムスチン（>250mg/m²）
中等度 （30～90％）	●アクチノマイシンD ●アムルビシン ●イダルビシン ●イホスファミド ●イマチニブ ●イリノテカン ●インターフェロンα≧1,000万IU/m² ●インターロイキン2>1,200万～1,500万IU/m²	●エピルビシン ●オキサリプラチン ●カルボプラチン ●シクロホスファミド<1,500mg/m² ●シタラビン ●ダウノルビシン ●ドキソルビシン ●ネダプラチン ●メトトレキサート≧250mg/m²
軽度 （10～30％）	●エトポシド ●カペシタビン ●ゲムシタビン ●テガフール・ウラシル配合 ●テガフール・ギメラシル・オテラシル 　カリウム配合	●ドセタキセル ●パクリタキセル ●マイトマイシンC ●メトトレキサート50～250mg/m²

日本癌治療学会編：制吐薬適正使用ガイドライン2015年10月 第2版，金原出版，東京，2015：28-29．より一部抜粋のうえ許諾を得て転載

表4 急性悪心・嘔吐の主な発生リスク因子

分類	発生リスク因子
治療関連因子 （化学療法）	①抗がん薬の種類 ②抗がん薬の投与量
患者関連因子	①閉経前女性（50歳未満） ②前治療にて悪心・嘔吐の経験 ③治療前の強い不安 ④乗り物酔いをしやすい ⑤妊娠に伴う嘔吐（つわり）の経験 ⑥疾患や化学療法に対する受け止めかた ⑦患者のセルフケア能力　など

表5 急性悪心・嘔吐の観察ポイント

- □**化学療法レジメンの内容**：薬剤名、投与量から予測される副作用症状、制吐薬など
- □**前回までの悪心・嘔吐の出現状況**：サイクル数、症状の出現状況、出現時期、持続時間、制吐薬の使用状況・効果、予期性悪心・嘔吐の有無
- □**随伴症状**：食欲不振、脱水、口内炎、便秘、不眠などの有無、程度
- □**治療に対する受け止め方**：医師からの説明内容、化学療法に対する思いなど
- □**栄養状態**：食事摂取状況
- □**血液検査結果**：TP、Alb、Na、Cl、Kなど
- □**セルフケア能力**：生活の自立度、コミュニケーションが図れるか、苦痛やストレスに対する対処法、社会的サポートの状況など

看護ケア

- 悪心・嘔吐に対するケアでは、薬剤の予防投与が中心となる「薬物療法的アプローチ」と「非薬物療法的アプローチ」を実践し、患者のセルフケアを支援することが必要です。

1 予防ケア

- 化学療法の悪心・嘔吐対策における看護の目標は、その患者に応じたリスク因子のアセスメントを行ったうえで、初回化学療法の悪心・嘔吐の出現を予防することです。

1 薬物療法的アプローチ
- 催吐性リスクに応じた制吐薬予防投与の方法を表6に示します。

2 非薬物療法的アプローチ
- 患者日記(副作用チェックシート p.70 図2)は、患者と医療者で情報を共有できる評価ツールの1つです。患者自身においても、副作用の出現パターンを把握しやすくなり、セルフケアを実践していくうえでの一助となります。

2 対処ケアとセルフケア支援

- 化学療法の悪心・嘔吐は、抗がん薬による治療を受けるたびに必ず全員に出現するとは限りません。その程度にも個人差があることや、予防的に薬物療法を行うことを患者へ伝え、不安の軽減に努めます。

1 薬物療法
- 予防・軽減が可能な症状であることを伝え、がまんせずに積極的に制吐薬を使うことを説明します。
- 悪心・嘔吐の症状がなくても途中で制吐薬の内服をやめるのではなく、確実に内服してほしい薬剤があることなどを説明します。

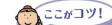

ここがコツ!
- 抗がん薬の支持療法として、多くの種類の内服薬が処方されますが、"症状出現の有無にかかわらず"内服してほしい薬剤、"出現した症状の程度に応じて"内服してほしい薬剤など服薬の規準を明確に伝え、自己管理しやすいよう支援しましょう。

2 食事の工夫
- 症状の出現時は無理に食べなくてもよいこと、一時的に栄養が偏るような単食でもかまわないことを説明します。
- 抗がん薬の影響により、食の嗜好が変化する場合があることも説明します。
- 患者日記など、治療前・中・後における悪心・嘔吐の状況を表現できるような記録方法を提案します。

表6 催吐リスクに対する制吐薬予防投与のスケジュール

催吐リスク		1 (抗がん薬投与前)	2	3	4	5 (日)
高度	アプレピタント(mg)	125	80	80		
	もしくは ホスアプレピタント(mg)	150				
	5-HT₃受容体拮抗薬	○				
	デキサメタゾン(mg)	9.9	8	8	8	(8)
	注)アプレピタントを使用しない場合は、1日目のデキサメタゾン注射薬は13.2〜16.5mgとする					
中等度	5-HT₃受容体拮抗薬	○				*括弧内は代替容量
	デキサメタゾン(mg)	9.9 (6.6)*	8	8	(8)	
	注)デキサメタゾンを積極的に利用できない場合は、デキサメタゾン2〜4日間の代わりに、5-HT₃受容体拮抗薬2〜4日間を追加する					
オプション	カルボプラチン、イホスファミド、イリノテカン、メトトレキサートなど使用時					
	アプレピタント(mg)	125	80	80		
	もしくは ホスアプレピタント(mg)	150				
	5-HT₃受容体拮抗薬	○				
	デキサメタゾン(mg)	4.95 (3.3)*	(4)	(4)	(4)	
軽度	デキサメタゾン(mg)	6.6 (3.3)*				*括弧内は代替容量
	注)状況に応じてプロクロルペラジンまたはメトクロプラミド					
		急性		遅発性		

- このダイアグラムは、制吐療法の一般的な全体像を示したものであるが、日常臨床では個々の症例に応じた柔軟な対応が望まれる。
- 各薬剤の推奨用量をダイアグラム内に数値で示した。
- デキサメタゾンの投与日数について、⌒は状況に応じて投与の可否を選択できるものとする。

日本癌治療学会編:制吐薬適正使用ガイドライン2015年10月 第2版．金原出版，東京，2015：21-23．より許諾を得て転載

図2 環境整備のポイント

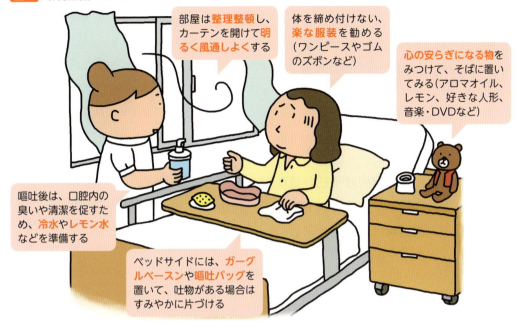

- 部屋は**整理整頓**し、カーテンを開けて**明るく風通しよく**する
- 体を締め付けない、**楽な服装**を勧める（ワンピースやゴムのズボンなど）
- **心の安らぎになる物**をみつけて、そばに置いてみる（アロマオイル、レモン、好きな人形、音楽・DVDなど）
- 嘔吐後は、口腔内の臭いや清潔を促すため、**冷水**や**レモン水**などを準備する
- ベッドサイドには、**ガーグルベースン**や**嘔吐バッグ**を置いて、吐物がある場合はすみやかに片づける

3 環境整備

- 図2に示すようなポイントで、環境を整えます。

4 心理的支援

- 好きな音楽を聴いたり、体調をみて散歩を促します。
- 呼吸法、イメージ療法、ラジオ体操など、リラクゼーションを取り入れてみることを勧めます。

5 指圧マッサージ（図3）

- 悪心・嘔吐に関連するツボとして、「内関」があります。内関は、手関節の皮膚のひだから指2〜3本分離れた長掌筋と橈骨手根屈筋のそれぞれの腱の間です。
- この内関を2〜6時間ごとに2〜5分間、定期的に指で押して刺激します。

（横井麻珠美）

図3 悪心・嘔吐に効くツボ

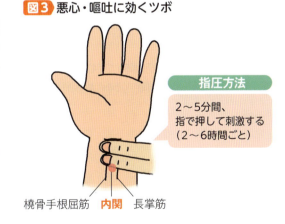

指圧方法
2〜5分間、指で押して刺激する（2〜6時間ごと）

橈骨手根屈筋　**内関**　長掌筋

文献
1. 日本癌治療学会編：制吐薬適正使用ガイドライン2015年10月 第2版. 金原出版, 東京, 2015.
2. 佐藤れい子監訳：がん化学療法・バイオセラピー看護実践ガイドライン. 医学書院, 東京, 2009：149-150.

Part 5　副作用マネジメント
患者が自覚できる副作用 ②

口腔粘膜炎

経過を理解し、つらい症状を予防し、支える！

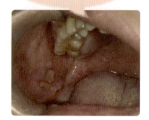

コレだけおさえよう！
- 口腔粘膜炎は予防が重要である。
- 口腔ケア指導は、口腔内の観察、歯磨き、含嗽の3つが重要である。
- 発症時は、口腔ケア（清潔・保湿）、食事の工夫、痛みのコントロールなどを行う。

症状（表1）

定義 口腔粘膜の炎症。口腔内の粘膜にある細胞が物理的、化学的損傷を受け、炎症や潰瘍形成をきたしている状態。

- 化学療法における口腔粘膜炎（口内炎）は、抗がん薬による「直接作用」によるものと、副作用により二次的に起こる「間接作用」によるものがあります。
- **直接作用の発症メカニズム**：抗がん薬が唾液中に排泄され、粘膜内に活性酸素が産生され、口腔粘膜細胞の破壊、再生が阻害され、炎症反応が起こります。抗がん薬そのものによっても細胞のDNA鎖の損傷を引き起こすため、粘膜細胞が直接傷害されます。
- **間接作用の発症メカニズム**：副作用の好中球減少時に局所感染を起こして生じます。

表1 有害事象共通用語規準（CTCAE、JCOG版）

有害事象	Grade 1	Grade 2	Grade 3	Grade 4	Grade 5
口腔粘膜炎	症状がない、または軽度の症状がある；治療を要さない	中等度の疼痛；経口摂取に支障がない；食事の変更を要する	高度の疼痛；経口摂取に支障がある	生命を脅かす；緊急処置を要する	死亡

「有害事象共通用語規準v4.0日本語訳JCOG版，JCOGホームページ（http://www.jcog.jp）」より許諾を得て転載

出現時期

- 直接作用では治療開始後7～10日ごろであり、間接作用による影響では骨髄抑制が起こりやすい7～14日ごろと考えられています。粘膜が修復されるまで2～4週間かかります。

原因となりやすい薬剤

- 口腔粘膜炎の原因となりやすい抗がん薬を表2に示します[1,2]。

表2 口腔粘膜炎を生じやすい抗がん薬

分類	一般名（主な商品名）
アルキル化薬	● シクロホスファミド（エンドキサン®）　● メルファラン（アルケラン®）
抗生物質	● ブレオマイシン（ブレオ®）
代謝拮抗薬	● ドキソルビシン（アドリアシン®）　● シタラビン（キロサイド®） ● フルオロウラシル（5-FU）　● メトトレキサート（メソトレキセート®）
トポイソメラーゼ阻害薬	● エトポシド（ラステット®、ベプシド®）
微小管阻害薬	● ドセタキセル（タキソテール®）　● パクリタキセル（タキソール®）
白金製剤	● シスプラチン（ランダ®、ブリプラチン®）
分子標的治療薬	● セツキシマブ（アービタックス®）　● ベバシズマブ（アバスチン®） ● エベロリムス（アフィニトール®）　● テムシロリムス（トーリセル®） ● ソラフェニブ（ネクサバール®）　● スニチニブ（スーテント®） ● エルロチニブ（タルセバ®）　● レゴラフェニブ（スチバーガ®）

Negrin RS, Toljanic JA. Oral toxicity associated with chemotherapy. UpToDate®, https://www.uptodate.com/contents/oral-toxicity-associated-with-chemotherapy（2016.10.31.アクセス）より引用

観察ポイント

- 口腔粘膜の細胞は、通常7～14日という短期間で分裂をくり返しているため、抗がん薬の影響を受けやすいことに留意する必要があります。
- 上記の要因や出現時期を考慮し、表3に示すポイントなどをモニタリングし、アセスメントを行います。

表3 口腔粘膜炎の観察ポイント

- □ 抗がん薬：種類、治療の日数
- □ 検査値：白血球・好中球数
- □ 口腔内の状態：疼痛、発赤、出血、腫脹、乾燥の有無と程度、清潔状況、義歯の噛み合わせ
- □ 食事：食欲低下の有無、味覚の変化
- □ 栄養状態：食事摂取量、TP、ALB、体重減少

看護ケア

1 口腔ケア

- 口腔内の観察は、ペンライトを用いて十分に観察し、OAG（Oral Assesment Guide）を用いて評価します。
- 口腔内の清潔と保湿を保つように指導します（毎食後の歯磨きや含嗽など）。
- 口腔内の細菌状態は、含嗽後2～3時間程度でもとの状態に戻るため、含嗽は頻回に行うことが大切です。含嗽薬に含まれるアズレン（アズノール®）には、粘膜の保護、治癒を早める効果があります。
- う歯・歯周炎などがある場合には、化学療法の治療開始前または治療と並行しながら歯科治療を行います。

ここに注意！
- 含嗽薬のうち、アルコールを含有している製品（イソジン含嗽水や口臭予防の含嗽薬など）は口腔内の乾燥や炎症を助長するため避けましょう。

2 食事の工夫

- 熱いものや、刺激物（香辛料や酸味のあるもの）は避けます。
- やわらかく調理したものや、きざみ食、ミキサー食など、食事形態を配慮します。

ここがコツ！
- 外来通院治療の場合、食事や飲水が困難になった際は、早めに病院へ電話連絡するように指導しましょう。

3 痛みのコントロール

- 含嗽薬・鎮痛薬の使用方法を、症状にあわせて検討します（口腔内乾燥が強い場合は、グリセリン入りハチアズレ、疼痛がある場合はキシロカイン入りハチアズレまたはNSAIDsの定期内服やオピオイドの追加など）。
- 歯磨きの際に痛みを伴う場合には、ヘッドが小さく、やわらかめの歯ブラシをぬるま湯につけて、さらにやわらかくして使用するとよいです。
- さらに痛みが増強した場合、スポンジブラシで口腔内全体をやさしく拭き取ります。含嗽だけは継続します。

Word
- **NSAIDs**：non-steroidal anti-inflammatory drugs、非ステロイド抗炎症薬。

（横井麻珠美）

文献
1. 国立がん研究センターがん対策情報センターがん情報サービス：粘膜障害：口内炎. http://ganjoho.jp/public/dia_tre/attention/chemotherapy/side_effect/stomatitis.html（2016.10.31.アクセス）
2. Negrin RS, Toljanic JA. Oral toxicity associated with chemotherapy. UpToDate®, https://www.uptodate.com/contents/oral-toxicity-associated-with-chemotherapy.（2016.10.31.アクセス）

Part 5 副作用マネジメント

患者が自覚できる副作用 ③

食欲不振、味覚障害

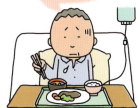

経過を理解し、つらい症状を予防し、支える！

- 治療を継続していくためにも、栄養管理を行うことが重要である。
- 食事を工夫し、"食べたいものを、食べたいときに、食べたいだけ食べる"よう勧める。

症状（表1）

定義 **食欲不振**：「食欲がない」「食事がおいしく感じられない」「食べる気分になれない」と感じ、食事が摂れなくなっている状態。
味覚障害：治療前と比較し、食べものの味や食感が変化した状態。

- 食欲不振と味覚障害は、多くの患者が苦痛に感じ、患者のQOLや精神面に影響を及ぼす重大な有害事象です。
- 自覚症状として、味を感じない、味を薄く・濃く感じる、甘味を強く感じる、苦味を強く感じる、金属の味がする、などの訴えが聞かれます。
- 化学療法に伴う味覚障害は、残念ながら有効な予防法や治療法が確立されていません。そのため、治療前から治療後において、個々にあわせた栄養管理を行うことが求められます。
- 化学療法における栄養管理の目的は、治療を継続できる身体的状況を作り、治療効果を最大限にもたらすことができるようにすることです。そのため、患者個々の栄養状態、病態、他の副作用症状などを十分にアセスメントして、適切な栄養サポートを行うことが重要です。

表1 有害事象共通用語規準（CTCAE、JCOG版）

有害事象	Grade 1	Grade 2	Grade 3	Grade 4	Grade 5
食欲不振	食生活の変化を伴わない食欲低下	顕著な体重減少や栄養失調を伴わない摂食量の変化；経口栄養剤による補充を要する	顕著な体重減少または栄養失調を伴う（例：カロリーや水分の経口摂取が不十分）；静脈内輸液/経管栄養/TPNを要する	生命を脅かす；緊急処置を要する	死亡

「有害事象共通用語規準v4.0日本語訳JCOG版、JCOGホームページ（http://www.jcog.jp）」より許諾を得て転載

出現時期

- 治療後数日から発生することが多いです。
- 味覚の変化は、味覚を司る細胞がダメージを受けたり、亜鉛の吸収が障害されたり、口のなかの病変や乾燥などが生じて起こります。

原因となりやすい薬剤

- 食欲不振の起こるメカニズムはさまざまです。味覚障害や悪心・嘔吐、口腔粘膜炎(口内炎)、倦怠感などにより食欲不振が起こる場合と、原疾患やがんの進行(狭窄や腹水貯留など)、心理的な問題など、複数の原因が重なっている場合があります。
- 味覚障害を起こしやすい薬剤を表2に示します。フルオロウラシルは、亜鉛の吸収を低下させる作用があるといわれています。

表2 味覚障害を生じやすい主な薬剤

一般名(主な商品名)
● フルオロウラシル(5-FU)
● スニチニブ(スーテント®)
● ボルテゾミブ(ベルケイド®)
● オキサリプラチン(エルプラット®)
● シクロホスファミド(エンドキサン®)
● ビンブラスチン(エクザール®)
● ドキソルビシン(アドリアシン®)
● ドセタキセル(タキソテール®)

朝鍋美保子:味覚障害.勝俣範之,足利幸乃,菅野かおり編,がん治療薬まるわかりBOOK,照林社,東京,2015:337.より引用

観察ポイント

- 化学療法の副作用による悪心・嘔吐、口内炎、味覚障害、下痢などの症状のために、食事摂取量が減少し、長期間食欲が低下することで栄養状態が悪化する傾向がみられます。そのため、化学療法を受けるがん患者のエネルギー必要量は、腫瘍の代謝増加と治療の影響を加味して、基礎代謝の1.5〜2.0倍が必要となります。
- 抗がん薬による治療中の食欲不振は、さまざまな症状が重なって起こっている場合があります。そのため、表3、4に示した症状の有無や程度、症状の持続期間などを十分に観察しながら、原因となる症状をアセスメントします。

表3 食欲不振の原因となる副作用の時間的反応

出現時期	副作用
治療前	予期性悪心・嘔吐
治療当日	急性悪心・嘔吐、コリン作動性下痢、倦怠感
2～7日後	遅発性悪心・嘔吐、下痢、便秘、味覚障害、口内炎、倦怠感
7日後以降	各症状の持続、発熱

表4 食欲不振時の観察

アセスメント項目	具体的な観察項目
食事摂取状況	□食事摂取に対する捉え方 □現在の食事・水分の摂取状況、バランス □食生活習慣：バランス、時間、量、回数、味付け、間食、好き嫌い
身体計測	□体重減少の既往 □体重、身長、肥満度（BMI）：最近1か月、治療2週間前、前回の化学療法時
身体所見	□皮膚・髪の乾燥　□脱水症状 □筋肉低下　□口腔内の状態 □るい痩
尿・血液生化学検査	□血算、総タンパク、アルブミン値、トランスフェリン、血清亜鉛、プレアルブミン、尿中クレアチニン値
社会的背景・食生活のサポート体制	□家族・友人の支援 □誰が食事を作るのか □独居の有無 □差し入れてくれる人はいるのか

看護ケア

1 予防ケア

- 味覚障害や食欲不振そのものを予防する有効な方法はありませんが、化学療法による口内炎や、口のなかの感染症を予防、悪化させないようにすることで、症状を軽くすることができます。日常的な口腔ケア（歯磨きや含嗽など）も重要です。
- 口腔内の清潔保持や舌苔（図1）の除去を行います。

図1 舌苔

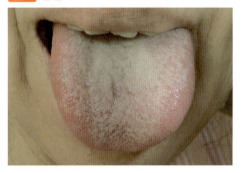

表5 食事の工夫

回数	● 1日5～6食に分けて食べる
量	● 少量にする
味付け	● 濃いめにする（例：カップラーメン、カレーライスなど） ● 酸味を利用する（例：すし飯、トマトケチャップやソースなど） ● マヨネーズ味（マカロニサラダ、ポテトサラダなど）がもつ酸味に加え、独特のこく味やなめらかな食感が支持される
献立	● 主食を変えてみる（例：ラーメン、すし飯、丼もの、ホットドッグ、サンドウィッチなど）
経口補水液・栄養補助食品	● 脱水で失われやすい電解質がバランスよく、体内に吸収されやすく配分されている経口補水液を勧める（カリウム値が高値の場合には医師に飲水を確認） ● 栄養補助食品の利用
亜鉛	● 亜鉛欠乏が疑われるときは、亜鉛製剤を使用してみる ● 亜鉛が多く含まれている食品（例）：ゴマ、アーモンド、カシューナッツ、かき（貝）、煮干し、小麦胚芽、スモークレバー、豚レバー、パルメザンチーズ、するめ、抹茶、お茶、ココアなど

2 対処ケア：食事の工夫（表5）

- 食欲不振時には、「食べたいものを、食べたいときに、食べたいだけ食べる」ことが大切です。できれば、高タンパク、高エネルギーのものなど栄養価の高い食品を勧めます。
- 食べることが負担にならないよう、または食べたい気持ちを促せるよう、少量の盛り付けにする、おにぎりを小さく一口サイズに握るなど、1回の食事量は少量にします（1/3～1/4程度がめやす）。
- 1人ではなく誰かと一緒に食べるようにする、食べる環境を変えてみる（眺めのよい場所を選んで食べる、雰囲気を変える）などの調整を図ります。

> **ナースの視点**
> - 治療が長期に及ぶ場合などは、精神的・身体的ストレスも強くなるため、患者・家族の思いや取り組みに対し、「それで大丈夫ですよ」「がんばっていますね」などのねぎらいの声かけを行います。
> - どのようにすれば食べることができるのかを一緒に考える姿勢で接しましょう。

（横井麻珠美）

食べたいものを、食べたいときに、食べたいだけ食べる

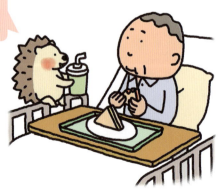

Part 5 副作用マネジメント

患者が自覚できる副作用 ④

下痢

経過を理解し、つらい症状を予防し、支える！

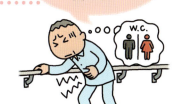

コレだけおさえよう！
- イリノテカンなど下痢が高頻度に発症する抗がん薬を把握し、リスクを想定して観察・セルフケア支援を行う。
- 発症時に早期対処できるよう、患者には連絡の重要性を伝える。

症状、出現時期

定義 便の水分量が増して泥状〜水様になった状態をいう。重篤化することで脱水や電解質異常、体重減少を引き起こす。

- 化学療法で生じる下痢は、「早期性下痢（コリン作動性下痢）」と「遅発性下痢（腸管粘膜障害性下痢）」に分類されます（表1、2）。不安などの精神的な要因、がんの腸管への浸潤、食事摂取の変化、全身状態の悪化、薬剤性大腸炎も要因と考えられ、鑑別が必要です。

表1 がん化学療法で生じる下痢

分類	早期性下痢（コリン作動性下痢）	遅発性下痢（腸管粘膜障害性下痢）
出現時期	抗がん薬投与当日〜24時間以内	抗がん薬投与数日〜10日ほど経過後
メカニズム	●コリン作動性と考えられる ●抗がん薬から消化管の副交感神経が影響を受け、腸蠕動運動の亢進や水分吸収障害が起こり、下痢を生じる	●消化管内の正常細胞が抗がん薬で破壊され、腸粘膜の絨毛の委縮・脱落が生じる ●白血球減少時の腸管感染が原因で生じることもある

表2 有害事象共通用語規準（CTCAE、JCOG版）

有害事象	Grade 1	Grade 2	Grade 3	Grade 4	Grade 5
下痢	ベースラインと比べて<4回/日の排便回数増加；ベースラインと比べて人工肛門からの排泄量が軽度に増加	ベースラインと比べて4-6回/日の排便回数増加；ベースラインと比べて人工肛門からの排泄量が中等度増加	ベースラインと比べて7回以上/日の排便回数増加；便失禁；入院を要する；ベースラインと比べて人工肛門からの排泄量が高度に増加；身の回りの日常生活動作の制限	生命を脅かす；緊急処置を要する	死亡

「有害事象共通用語規準v4.0日本語訳JCOG版、JCOGホームページ（http://www.jcog.jp）」より許諾を得て転載

原因となりやすい薬剤(表3、p.174 付録)

表3 下痢の原因となる抗がん薬と発生頻度

分類	一般名(主な商品名)と発症頻度	分類	一般名(主な商品名)と発症頻度
抗がん薬	●イリノテカン(トポテシン®、カンプト®) 62%	分子標的治療薬	●ラパチニブ(タイケルブ®) 65%
	●シタラビン(キロサイド®) 59%		●エルロチニブ(タルセバ®) 55%
	●カペシタビン(ゼローダ®) 26%		●スニチニブ(スーテント®) 53%
	●メトトレキサート(メソトレキセート®) 25%		●ボルテゾミブ(ベルケイド®) 51%
	●ドセタキセル(タキソテール®) 23%		●ゲフィチニブ(イレッサ®) 47%
	●テガフール・ギメラシル・オテラシルカリウム配合(ティーエスワン®) 19%		●ソラフェニブ(ネクサバール®) 43%
	●フルオロウラシル(5-FU) 12%		●イマチニブ(グリベック®) 28%
	●テガフール・ウラシル配合(ユーエフティ®) 1.5%		●エベロリムス(アフィニトール®) 17%
	●ドキソルビシン(アドリアシン®) 頻度不明		●セツキシマブ(アービタックス®) 13%

発症頻度は添付文書をもとに作成

観察ポイント

- 化学療法時に発生する下痢は、患者のQOLを低下させます。また、症状が悪化すれば、治療をスケジュール通りに遂行できない場合もあります。
- 治療継続のためには疾患特性、薬剤の特徴的な副作用から下痢のリスクを予測し、症状の観察を行い、早期に対処していくことが重要です(表2~4)。

表4 下痢の観察ポイント

□下痢を起こしやすい抗がん薬の種類、投与回数、下剤使用の有無	□食欲不振、全身倦怠感、体重減少の有無と程度
□治療前・中・後の便の性状と量、下痢の有無と程度	□水分出納量、脱水症状、電解質異常の有無と程度
□治療の日数と白血球の推移	□口渇、口腔粘膜の乾燥、倦怠感の有無と程度
□腹痛、悪心・嘔吐、腹部膨満感の有無と程度	□肛門周囲の皮膚障害の有無と程度
	□下痢に対する精神的苦痛の有無と程度

看護ケア

1 予防ケア

- 原因となる薬剤の使用の有無、下痢リスクの要因、便の量・性状についてアセスメントを行い、早期に症状コントロールを図れるように支援します。

- 下痢症状に早期に対応できないと、脱水・電解質異常・栄養状態の悪化を招き、治療の妨げになることを患者・家族へ説明し、理解を得ます。

2 下痢出現時のケア

- 直腸術後や腹部、骨盤に対する放射線照射などが原因で、下痢症状が出る場合もあるため、注意して観察していくことが必要です。
- 患者自身が、自分の排便状況をモニタリングして、止痢薬の使用方法やセルフケアを継続できるように支援します。
- 外来治療中は、病院へ連絡する必要がある症状が判断できるように指導します（表5）。

> **ナースの視点**
> - 下痢症状が出現した際、すぐに医療者へ伝え対処をすることは、"今後の治療を継続していくために重要"であることを患者・家族へ伝えましょう。

1 食事療法（図1）

- 腸管への刺激を避け、負担を軽減できるよう、温かくて消化吸収のよい、食物残渣が少ない食事を数回に分けて摂るよう指導します。
- 腸管に刺激のある香辛料、アルコール類、カフェインの入った飲料、脂肪を多く含む食品、牛乳、乳製品、冷たいものなどは避けるように指導します。
- 白血球・好中球減少時は、生ものの摂取により腸管感染を起こす可能性があるため、生ものを控え、なるべく加熱した食事を摂るよう指導します。
- 下痢による脱水予防のために、電解質を含んだ経口補水液やスポーツ飲料の摂取を勧めます。
- 下痢が重篤な場合は、腸管の安静を保つために禁飲食にする場合もあります。

2 身体的・心理的ケア（図2）

- 頻回な排便による肛門周囲の皮膚障害（発赤、びらんなど）を予防するため、排便後には肛門部・肛門周囲皮膚を強くこすらないように拭く方法や温水洗浄便座（ウォシュレット®）の使

表5 外来治療中に病院へ連絡すべき症状

右記のような場合は病院に早めに連絡し、経口抗がん薬を服用中の場合は中止し、医師の指示を受けましょう。	・発熱や激しい腹痛を伴う下痢 ・24時間で7回以上の下痢（水様便）があり、止痢薬を使用しても効果がない ・血便である ・下痢が続き、食事・水分が摂れない ・下痢が続き、喉の渇き、脱力感、意識がもうろうとする

図1 食事療法のポイント

- 温かいもの
- 消化吸収のよいもの
- 食物残渣が少ないもの
- 経口補水液、スポーツ飲料

- 香辛料
- アルコール類
- カフェインの入った飲料
- 脂肪を多く含む食品
- 牛乳、乳製品
- 冷たいもの

図2 下痢の身体的・心理的ケア

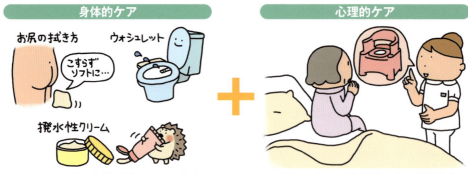

- 腹部の温罨法、安静保持なども考慮する
- 不安、ストレスを軽減できる支援を行う

用、撥水性クリーム（ワセリンなど）を塗布し、皮膚を保護するよう指導します。
- 白血球・好中球減少時は、肛門部周囲の皮膚障害が感染源となりやすいことを伝え、スキンケアが継続できるよう支援します。
- 腹部を保温すると腸蠕動亢進が抑制され、腹痛の緩和や内臓の循環促進により消化吸収を促進させます。患者の好みにあわせながら、ホットパックなどで腹部の温罨法を行います。
- 食べることで下痢の回数が増えることに恐怖心を抱き、経口摂取を控えてしまう患者もいます。なぜ下痢が出現しているのか説明し、可能な範囲で経口摂取が継続できるように支援します。
- 下痢の持続による体力の消耗や倦怠感を緩和するため、できるだけ安静が保てるように配慮します。
- 不安やストレスは自律神経を刺激し、腸蠕動や粘液の分泌を亢進させ、下痢を悪化させる可能性があります。そのため、下痢に伴う不安や心配を軽減できるよう支援します。
- 下痢が持続することで失禁に対する不安も生じるため、おむつや尿とりパットを使用したり、ポータブルトイレを設置するなど、環境を整え不安の緩和に努めます。

3 輸液療法

- 下痢による脱水や電解質異常を生じることがあります。経口摂取が困難な場合や、強い下痢の際には輸液を行います。

> **ここに注意！**
> - 高齢者は、腎機能低下により生命にかかわることもあるため、脱水に対して十分観察し、適切な輸液を行いましょう。

4 適切な止痢薬・整腸薬（表6）

- 止痢薬を使用するときは、培養検査などを行って感染性の下痢ではないことを確認します。
- 患者の下痢症状に対する止痢薬の使用について、医師や薬剤師と相談し、投与目的・薬剤・方法を確認しあい、熟知しておきます。
- **コリン作動性下痢（早期性下痢）**：抗コリン薬が有効です。抗コリン薬は、腸管のれん縮を改善し、亢進した腸管運動、腸分泌を抑制する作用があります。
- **腸粘膜の障害による遅発性下痢**：症状が軽い場合は吸着薬を使用し、さらに抗コリン薬を併用します。強く長く続く下痢には、ロペラミド塩酸塩（ロペミン®）を使用します。
- **止痢薬を使用しても持続する下痢**：腸管運動抑制のあるコデインリン酸塩、モルヒネ塩酸塩・硫酸塩などを使用することもあります。

- **白血球・好中球が減少し、感染のリスクが高い場合**：有害菌の侵入・増殖を抑制し、腸内異常発酵を防止する酪酸菌製剤やビフィズス菌製剤を投与します。
- **イリノテカン投与後の遅発性下痢**：活性代謝産物SN-38による腸管粘膜損傷が原因と考えられており、β-グルクロニダーゼ阻害作用をもつ半夏瀉心湯の予防投与が推奨されています。

(黒田直子)

表6 下痢に対する薬物療法の分類

分類	薬剤	特徴	
止痢薬	●ロペラミド塩酸塩(ロペミン®など) ●コデインリン酸塩 ●モルヒネ塩酸塩・硫酸塩 ●アヘンチンキ	●抗分泌作用のほか、腸管の運動抑制により腸内容物の遅延が生じて、腸粘膜との接触時間が長くなり、水や電解質の吸収が増加して止痢作用を発揮する	止瀉薬を使用しても持続する下痢に有効
	●ロートエキス ●ブチルスコポラミン臭化物(ブスコパン®など) ●メペンゾラート臭化物(トランコロン®など)	●**緑内障・前立腺肥大症**には禁忌	コリン作動性の下痢(早期性下痢)に有効
	●タンニン酸アルブミン(タンナルビンなど) ●次硝酸ビスマス ●次没食子酸ビスマス(デルマトールなど) ●沈降炭酸カルシウム	●腸粘膜表面で分泌液などのタンパクと結合して生じた不溶性の沈殿物が、被膜を形成して粘膜を保護し、炎症の消退・粘膜の刺激を緩和する ●タンニン酸アルブミンや次硝酸ビスマスは**便が黒ずむ**ことがある ●タンニン酸アルブミンは、**経口の鉄剤**の吸収を阻害するとされ、**ロペラミド**との併用は効果を減弱させる	腸粘膜障害による遅発性下痢に有効
	●天然ケイ酸アルミニウム(アドソルビン®) ●水酸化アルミニウムゲル(アルミゲル®など) ●カルメロース製剤(バルコーゼ®など)	●有害物質、微生物、過剰の水分・ガス、粘液などを吸着して排除する作用をもつ ●酵素やビタミン・ミネラルなども吸着するため、**長期使用**は注意	腸粘膜の障害による遅発性下痢に有効
	●ベルベリン塩化物水和物(フェロベリン®など)	●腸内細菌、防腐発酵の抑制、腸蠕動抑制作用を示す	骨髄抑制時期に発症しやすい感染性腸炎に有効
	●半夏瀉心湯(ハンゲシャシントウ)	●β-グルクロニダーゼ阻害作用をもつ ●**イリノテカン投与3日前**からの投与が推奨されている	イリノテカンによる遅発性下痢の予防に有効
整腸薬	●ビフィズス菌製剤(ラックビー®など) ●酪酸菌製剤(ミヤBM®など) ●ラクトミン製剤(ビオフェルミン®など)	●腸内で糖を分解して乳酸を発生させてpHを下げ、有害菌の侵入・増殖を抑制し、腸内異常発酵を防止する ●**イリノテカンの投与前後**は使用しない	感染リスクが高い場合に有効

文献
1. 小林国彦：下痢対策．癌と化学療法 2003；30(6)：765-771．
2. 安藤雄一編：がん診療のサポーティブケアガイド―起こりうる症状・有害事象へのトータルマネジメント．文光堂，東京，2010：139-142．

Part 5 副作用マネジメント
患者が自覚できる副作用 ⑤

便秘

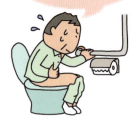

経過を理解し、つらい症状を予防し、支える！

コレだけおさえよう！

- 疾患とレジメンからリスクを予測し、症状の観察と予防に努める。
- 患者自身が排便コントロールできるよう緩下剤の服用方法やセルフケア方法を具体的に指導する。

症状（表1）と原因となりやすい薬剤　p.174 付録

定義 排便回数の減少、排便困難、残便感などの症状がある状態。

- 便秘は、原因別に「器質性便秘」「機能性便秘」「薬剤性便秘」に分けられます。
- 便秘の原因となる代表的な抗がん薬は、ビンカアルカロイド系やタキサン系があり、微小管の合成阻害や、分解阻害が神経組織の微小管をも障害するため、自律神経の機能異常を介して腸管運動を抑制するとされます（表2）。化学療法が原因で腸への神経伝達が遅れ、その結果、化学療法を受ける以前にくらべ、排泄物が腸を通過する効率が悪くなることが原因です。
- 末梢神経障害の発症やセロトニン（5-HT_3）受容体拮抗薬のような制吐薬により、腸蠕動が低下し起こります。

出現時期

- 抗がん薬投与から1週間前後はリスクがあります。しかし、倦怠感による活動量の減少、悪

表1 有害事象共通用語規準（CTCAE、JCOG版）

有害事象	Grade 1	Grade 2	Grade 3	Grade 4	Grade 5
便秘	不定期または間欠的な症状；便軟化薬／緩下薬／食事の工夫／浣腸を不定期に使用	緩下薬または浣腸の定期的使用を要する持続的症状；身の回り以外の日常生活動作の制限	摘便を要する頑固な便秘；身の回りの日常生活動作の制限	生命を脅かす；緊急処置を要する	死亡

「有害事象共通用語規準v4.0日本語訳JCOG版、JCOGホームページ（http://www.jcog.jp）」より許諾を得て転載

心や食欲不振などから腸蠕動の低下が起こる場合もあるため、治療期間中は常に注意します。

観察ポイント

- 疾患、治療の特徴とレジメン別の副作用をあわせて便秘リスクを予測し、治療前・中・後の症状の観察が重要です(表3)。

表2 がん化学療法中に生じる便秘

		メカニズム・特徴
原因となる抗がん薬	● ビンクリスチン(オンコビン®) ● ビンブラスチン(エクザール®) ● ビンデシン(フィルデシン®)	● 末梢神経障害により、腸蠕動が低下
	● パクリタキセル(タキソール®) ● ドセタキセル(タキソテール®)	
	● イリノテカン(カンプト®、トポテシン®)	● 重度の障害性下痢のあとに、自律神経へも影響を及ぼし、機能異常を起こし腸蠕動が低下、難治性の**麻痺性イレウス**になることがある ● **投与72時間以内**に排便を確認する
その他	悪心・嘔吐に対し使用するセロトニン(5-HT₃)受容体拮抗薬	腸管蠕動運動の亢進に影響を及ぼしているセロトニンの放出が抑制されるため

表3 便秘の観察ポイント

時期	アセスメント
治療開始前	□治療開始前の排便状態(回数、量、性状、色) □患者の食習慣(食事摂取量、水分摂取量) □腫瘍の腸管浸潤や消化管腫瘍の有無(排便困難の要因) □投与薬剤・治療レジメンの便秘の発生頻度・時期・持続期間 □生活リズム・活動量 □患者・家族の対処行動力の評価
治療開始後	□CTCAEによる評価(表1) □倦怠感の程度・生活リズム・活動量 □排便の状態(間隔、回数、量、性状、色) □食事摂取量、水分摂取量 □便秘の随伴症状の有無と程度(腹部膨満感、悪心・嘔吐、イレウスの症状、不眠、不安、精神状態など) □薬物の使用状況(抗がん薬の種類、5-HT₃受容体拮抗薬、オピオイド) □患者・家族の対処行動力の評価

ココを観察!

ここに注意!
- イレウスの見きわめについては p.93 コラム参照。

看護ケア

1 予防ケア

- 抗がん薬投与期間中は、副作用、生活リズムの変化などにより便秘のリスクがあるため、排便コントロールが必要であることを説明します。
- 抗がん薬投与後からは便秘に陥りやすいため、日常的に便秘傾向の場合は、治療数日前より下剤の服用も考慮しながら排便コントロールを行えるよう支援します。
- 適度な水分摂取や運動を、患者の生活パターンにあわせて取り入れられるよう支援します。
- 排便の状態（間隔、回数、量、性状、色）を患者自身で観察し、便の状態にあわせて便を軟化させる薬剤や大腸刺激性下剤を使用し、排便コントロールができるよう支援します。

2 便秘出現時のケア

- 便秘の原因を十分にアセスメントして、適切な処置をすることが重要です。
- 大腸がん、泌尿器科、婦人科領域のがんが浸潤し、腸管に影響を及ぼしている場合は、慎重な便通管理が求められます。
- 患者自身が排便の状態を観察し、状況に応じて便を軟化させる薬剤や大腸刺激性下剤を使用した排便コントロールやセルフケアが継続していけるように支援します（**図1**、**表4**[1]）。
- 外来治療中は病院へ連絡する症状（緩下剤を服用しても便秘が続いている、ガスが出ず、腹部膨満感や腹痛がある、悪心・嘔吐がある、など）の判断ができるように指導することが必要です。

> **ここに注意！**
> - 開腹手術をして間もない、癒着の可能性がある患者は、絶対に便秘を起こしてはいけません。患者の既往歴・手術歴・治療内容・生活リズムを把握し、便秘リスクをアセスメントし、毎日便通の記録を確認します。
> - 抗がん薬の副作用で便秘リスクがある期間は、排便があっても緩下剤を服用し、排便コントロールを積極的に行えるよう指導しましょう。

（黒田直子）

図1 便秘のセルフケア

十分な水分摂取	日常的な運動	腹部のマッサージ	規則的な排便習慣	記録をつける
1,000〜1,500mL/日以上	ウォーキングやラジオ体操など	腹部：時計回りに 腰背部：上下にさする	毎日同じ時間にトイレへ	排便の状態、下剤の内服量などを毎日記録

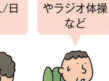
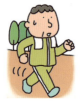
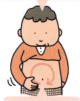
腹部を温めて行うと効果的
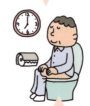
便意をがまんしない
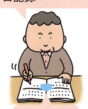
治療継続に役立てる

表4 緩下剤の分類と適応

適応	分類	一般名（主な商品名）	用法
弛緩性便秘	副交感神経刺激薬	パンテノール（パントール®）	1〜10mg/kg/日 1〜3回/日筋注、静注
		ネオスチグミン（ワゴスチグミン®）	0.005〜0.02mg/kg 1〜3回/日筋注、皮下注
	ビタミンB_1誘導体	フルスルチアミン（アリナミン®F）	0.1〜2mg/kg/日 筋注、静注
	プロスタグランジン$F_{2\alpha}$	ジノプロスト（プロスタルモン®・F）	20〜40μg/kg 1〜2回/日点滴静注
硬便	浸透圧性緩下剤	酸化マグネシウム（マグミット®、マグラックス®）	2g/日・分3または分1 就寝時
		ラクツロース（モニラック®）	30〜60mL（ラクツロースとして19.5〜39g）/日・分2
	膨張性下剤	カルメロースNa（バルコーゼ®）	1.5〜6g/日・分3
腸蠕動低下	大腸刺激性下剤	センノシド（プルゼニド®）	1〜2錠/日就寝時
		センナ（アローゼン®）	1回0.5〜1g、1日1〜2回
		ピコスルファートNa（ラキソベロン®）	5〜7.5mg/日・分1 2〜3錠/日・分1
	小腸刺激性下剤	加香ヒマシ油	1回15〜30mL
	大腸・小腸刺激性下剤	ビサコジル（テレミンソフト®）	1回10mg、1〜2回挿入/日
直腸便貯留	坐剤	炭酸水素Na・無水リン酸二水素Na（新レシカルボン®）	1〜2個挿入/日 重症：1日2〜3個
	浣腸	50％グリセリン（グリセリン浣腸）	10〜150mL浣腸

下井辰徳，北村裕貴，下山達：便秘・イレウス．佐々木常雄，岡元るみ子編，新 がん化学療法ベスト・プラクティス，照林社，東京，2012：138．より引用

文献
1. 下井辰徳，北村裕貴，下山達：便秘・イレウス．佐々木常雄，岡元るみ子編，新 がん化学療法ベスト・プラクティス，照林社，東京，2012：138．

Column 見きわめたいイレウス

　腸が閉塞や狭窄を起こしたり、腸の運動が低下するとイレウスを生じます。そのため、腸内の飲食物やガス、消化液などが貯留し、激しい腹痛や嘔吐、腹部膨満感など症状が生じます。

　重症化すると腸管が壊死を起こしたり、腹膜炎などを発症し、生命にかかわります。

　腹部膨満感、腸蠕動の程度、圧痛、金属音、嘔吐の有無など症状の観察を行い、X線やCTの検査画像とあわせて評価します。イレウスの種類、要因はいくつかあるため、アセスメントできるよう知識を得ておきましょう。

（黒田直子）

Part 5 副作用マネジメント
患者が自覚できる副作用 ⑥

倦怠感

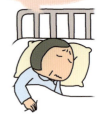

経過を理解し、つらい症状を予防し、支える！

> **コレだけおさえよう！**
> - 倦怠感は主観的な症状なので、患者の訴えに基づいて評価する。
> - 活動と休息のバランスを、体力にあわせて患者自身が調整していけるよう支援する。

症状（表1）

定義　「だるい」「体が重い」「身の置きどころがない」などと表現される身体的疲労感と集中力がないなどの精神的疲労感をいう。

- 倦怠感のメカニズムは十分に解明されていませんが、がん患者が経験する主な症状の1つです。エネルギーや活動能力の低下により、休息しても完全には回復しない持続的な状況です。
- 倦怠感の要因として、がん細胞が作り出すサイトカインが免疫機能を低下させ、低栄養状態となることや、がん細胞の代謝異常とエネルギー亢進、骨髄抑制による貧血、ストレスや薬剤の影響による睡眠障害、悪心・嘔吐、下痢、肝障害、腎障害など抗がん薬の副作用などが関連していると考えられています。

出現時期、原因となりやすい薬剤（p.174 付録）

- 化学療法による悪心・嘔吐、食欲不振、下痢、肝障害、腎障害などの副作用が出現する時期に、間接的に倦怠感が起こる可能性があります。
- がんの進行度、精神的ストレスなどの関連性も考慮しながら、アセスメントします。

表1　有害事象共通用語規準（CTCAE、JCOG版）

有害事象	Grade 1	Grade 2	Grade 3	Grade 4	Grade 5
倦怠感	だるさ，または元気がない	だるさ，または元気がない；身の回り以外の日常生活動作の制限	―	―	―

「有害事象共通用語規準v4.0日本語訳JCOG版，JCOGホームページ（http://www.jcog.jp）」より許諾を得て転載

観察ポイント、看護ケア

① アセスメント

- 倦怠感は主観的な症状なので、患者自身からの報告に基づいて評価していくことが重要です。
- 患者が感じている倦怠感を身体的、精神的、認知的、社会的側面からとらえ、倦怠感の「程度」「持続する期間」を把握し、「日常生活行動にどのような影響があるのか」情報を得て、アセスメントします（表2）。

② スケールを用いた評価

- 倦怠感を客観的に評価することは、なかなか難しいですが大切です。倦怠感の有無・程度の測定には、CTCAE（表1）による評価や、CFS（表3）、日本語簡易版倦怠感スケールなどを用いると、多元的な症状である倦怠感を詳細に把握しやすくなります。

> **Word**
> ● CFS：Cancer Fatigue Scale、倦怠感の重症度評価。

③ 予防ケア

- 患者は、倦怠感を体験すると病状が悪化していると考えてしまう場合があります。化学療法中に生じる倦怠感の要因について情報提供し、治療経過のなかで倦怠感を体験する可能性があることをあらかじめ伝えます。
- 患者の日常生活の行動パターンや行動範囲を把握し、化学療法のスケジュールをふまえ倦怠感出現時期の「活動と休息のバランス」を調整することが必要となることを説明します。

> **ナースの視点**
> ●「活動と休息のパターン」の具体的な調整方法については、医療者とともに考えていけることを伝えておきましょう。

表2 倦怠感の要因とアセスメントの視点

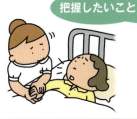
把握したいこと

倦怠感の症状	＋	日常生活行動への影響
● 程度 ● 持続期間		● 睡眠、食事、仕事、家事、入浴、人と会う、趣味を行う、など

倦怠感の要因	がんに付随して生じる症状	化学療法の副作用症状	代謝とエネルギー消費の亢進	精神的・社会的視点
アセスメントの視点	疼痛、感染症、脱水、貧血、低酸素血症、電解質異常	悪心・嘔吐、下痢、便秘、骨髄抑制、肝障害、腎障害、睡眠状態	栄養状態、体重減少	抑うつ状態の有無、不安の内容、仕事、家事

表3 倦怠感の重症度評価（CFS）

① 疲れやすいですか？	⑨ うんざりと感じますか？
② 横になっていたいと感じますか？	⑩ 忘れやすくなったと感じますか？
③ ぐったりと感じますか？	⑪ 物事に集中することはできますか？
④ 不注意になったと感じますか？	⑫ おっくうに感じますか？
⑤ 活気はありますか？	⑬ 考える速さは落ちたと感じますか？
⑥ 身体がだるいと感じますか？	⑭ がんばろうと思うことができますか？
⑦ 言い間違えが増えたように感じますか？	⑮ 身の置きどころのないようなだるさを感じますか？
⑧ 物事に興味をもてますか？	

● 以上、15項目それぞれを1～5点で評価する

いいえ	少し	まあまあ	かなり	とても
1	2	3	4	5

身体的倦怠感＝（項目①＋②＋③＋⑥＋⑨＋⑫＋⑮）－7＝　　点／28点

認知的倦怠感＝（項目④＋⑦＋⑩＋⑬）－4＝　　点／16点

精神的倦怠感＝20－（項目⑤＋⑧＋⑪＋⑭）＝　　点／16点

総合的倦怠感（各因子の得点を加算）＝　　点／60点

Okuyama T, Akechi T, Kugaya A, et al. Development and validation of the cancer fatigue scale : a brief, three-dimensional, self-rating scale for assessment of fatigue in cancer patients. *J Pain Symptom Manage* 2000 ; 19 (1) : 5-14. より引用

4 症状出現時のケア

- **栄養・水分管理**：化学療法の副作用である悪心、食欲低下、下痢、発熱などの症状で、低栄養や脱水などを引き起こす可能性もあります。必要なエネルギーや栄養バランスを取り入れたメニューの提案など、栄養士など他職種の協力を得られるよう調整を図ります。

> **Word**
> ● NCCN：National Comprehensive cancer Network、米国総合がんセンターネットワーク。

- **患者日誌**：患者が主観的に感じている倦怠感の状態を、表現できるよう支援します。症状の把握や他者に伝える手段として、症状の日記などが有効であることを説明します。
- **活動と休息のバランス**：体力にあわせて患者自身が調整していけるよう支援します。
- **運動療法**：NCCNガイドライン[1]で、がん関連倦怠感に対し、身体的運動訓練プログラムを用いて活動の強化を図れば、身体能力の喪失を低減して機能的能力を増大させることにより、労力を減らして倦怠感を少なくすることができると示しています。
- 有酸素運動が無再発のがん患者の心肺機能を高め、QOLを向上させるため[2]、すべての患者にがん治療中の活動レベルをできるだけ正常に維持するよう勧めるのは妥当なことであると示されています。患者へ適度な運動を取り入れる意味を伝え支援します。
- **その他**：不安や疼痛の緩和、不眠の改善、生活パターンにあわせてアロマテラピーや音楽療法、映画鑑賞、散歩など、患者の好みにあわせた気分転換が有効であることを伝えます。

（黒田直子）

文献

1. National comprehensive cancer network. NCCN Clinical Practice Guidelines in Oncology : Cancer-Related Fatigue, Version 2.2015. *J Natl Compr Canc Netw* 2015 ; 13 (8) : 1012-1039.
2. Courneya KS, Sellar CM, Stervinson C et al. Randomized controlled trial of the effects of aerobic exercise on physical functioning and quality of life in lymphoma patients. *J Clin Oncol* 2009 ; 27 (4) : 4605-4612.

Part 5 副作用マネジメント

患者が自覚できる副作用 ⑦

脱毛

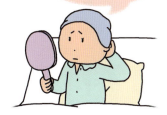

経過を理解し、つらい症状を予防し、支える！

コレだけおさえよう！

- 脱毛の経過を理解し、事前に必要物品などの情報提供を行う。
- 心理的ストレスの大きい副作用と認識し、患者の思いを受け止める姿勢が大切である。

症状、出現時期

定義 体毛が抜けること。抗がん薬によって成長期毛包細胞の増殖分化が抑制、障害され引き起こされる。

- 毛は、毛根の一番下の部分にある「毛乳頭」から栄養が受け渡された「毛母細胞」が分裂をくり返すことで作られ、上に押し上げられて毎日成長しています（図1）。
- 抗がん薬は、体毛のなかでも特に細胞分裂の盛んな頭皮毛器官の細胞分裂を停止させ、脱毛を生じさせます。抗がん薬による脱毛は、障害を受けた時点での毛周期により2種類に分類されます。

成長期脱毛：細胞分裂を行っている成長期の毛母細胞に発生します。抗がん薬投与後10日程度で脱毛が始まり、1～2か月経過するとほとんどの毛髪が抜けてしまいます。しかし、脱毛は可逆的であり、化学療法終了後3～10か月を経て、再び毛髪が生えてきます（図2-a）。毛髪のうち90％が成長期、10％が休止期にあたるため、

図1 毛根付近の構造

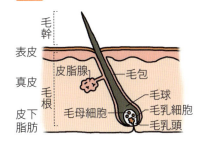

図2 脱毛の過程

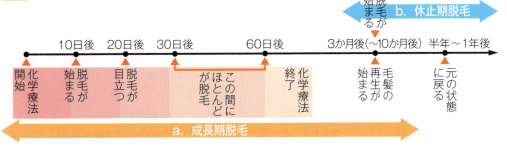

抗がん薬による脱毛のほとんどは成長期脱毛です。

休止期脱毛：成長サイクルの終了した休止期の毛母細胞に発生します。抗がん薬投与後3〜6か月程度で脱毛が生じます（図2-b）。

原因となりやすい薬剤、観察ポイント

- 抗がん薬によりリスクが異なるため（表1、付録）、患者が受けるレジメンを把握します。
- 脱毛から回復までのサイクル（図2）を把握したうえで、脱毛に関する症状、出現時期などについてタイミングを図りながら観察・支援を行います（表2）。

看護ケア

1 脱毛前のケア

- 脱毛は、抗がん薬の副作用のなかでも高頻度に出現する副作用です。特に毛髪は美容上の意義が大きく、ボディイメージの変化に大きな影響を及ぼします。
- 近年、**アピアランス（外見）支援**が医療現場で考えられるようになってきました。
- 脱毛の経過について説明し、患者の仕事や日常生活の背景から、支援していく内容や外見ケアに必要な物品（ウィッグや帽子など、表3）の情報提供などを行うことが重要です。

> **Word**
> - **アピアランス支援**：外見の症状を隠すのではなく、患者が社会的な存在として生きることができるように支援するものである。個別具体的な外見の諸問題に対する医学的、技術的、心理社会的支援である[1]。

2 脱毛時のケア

- **心理的ストレスへの支援**：脱毛は自尊心を著しく傷つける副作用であると認識し、患者が表面に出せない思いを常に受け止める姿勢が重要です。
- **環境整備と抜け毛の処理**：抜け毛の飛散を防ぎ、頭部を保護するために、入院中はナイトキャップや綿素材など吸湿性のよい帽子などを着用し、安眠の妨げにならないよう工夫します。ベッドの周囲の抜けた毛髪の処理（粘着ローラーや卓上ほうきを活用）を行い、安楽に過ごせるようケアを行います。
- **頭皮・ヘアケア**：シャンプー剤は頭皮の変化がなければ普段使用しているものでよいですが、なるべく刺激の少ないもの（弱酸性・ノンシリコンのシャンプーなど）を使用します。洗髪時は指の腹でやさしく洗い、頭皮への刺激を少なくします。

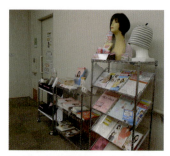

●ウィッグ紹介コーナーの例

表1 脱毛の原因となりやすい抗がん薬

頻度	一般名(主な商品名)	
高度	●パクリタキセル(タキソール®) ●ドセタキセル(タキソテール®) ●アムルビシン(カルセド®)	●ドキソルビシン(アドリアシン®) ●イリノテカン(トポテシン®、カンプト®) ●シクロホスファミド(エンドキサン®)
中等度	●エトポシド(ラステット®、ベプシド®) ●アクチノマイシンD(コスメゲン®) ●シスプラチン(ランダ®) ●ブレオマイシン(ブレオ®) ●エピルビシン(ファルモルビシン®) ●ビンクリスチン(オンコビン®)	●ピラルビシン(テラルビシン®、ピノルビン®) ●ビンデシン(フィルデシン®) ●イホスファミド(イホマイド®) ●ミトキサントロン(ノバントロン®) ●メトトレキサート(メソトレキセート®)
軽度	●フルオロウラシル(5-FU) ●オキサリプラチン(エルプラット®) ●カルボプラチン(パラプラチン®)	●テガフール・ギメラシル・オテラシルカリウム配合(ティーエスワン®) ●ゲムシタビン(ジェムザール®)

添付文書をもとに作成(ただし、用法により頻度は異なる場合あり)

表2 脱毛の観察ポイント

- □脱毛の部位(頭髪、睫毛、眉毛、体毛など)
- □脱毛の程度
- □頭皮の異常の有無
  - ●頭皮の乾燥・汚染・発赤などの炎症症状
  - ●外傷
- □頭皮の保清、抜け毛処理の実施
- □心理的な変化

ここがコツ!
●脱毛時の頭皮の保清や抜け毛の処理が行えているか、心理的な変化についても注意して観察しましょう。

表3 ウィッグ(かつら)の種類と主な特徴

	フルオーダー	セミオーダー	既製品	レンタル
長所と短所	○頭の形を型どりし、スタイル・カラー・毛長・毛質など、希望通りに作れる ○自然で快適、アレンジができる ✕製作に時間がかかる ✕値段が高め	○ノーカット・ノースタイリング状態で購入するため、比較的思うようなスタイルを作りやすい ○即日～数日で納品 ✕材質は選べない 材質(人毛・人工毛・ミックス毛)によっても特徴がある	○メーカー各社から、さまざまなスタイルのものが出ていて、選びやすい ○即日持って帰れる ○比較的、安価 ✕アフターケアや修理が受けられないものが多い	○脱毛の状況に応じて、手軽に借り換えができ、不要になったら、返品可 ○経済的負担が軽い(1日/月単位で、安価でレンタル可) ✕希望にあわせてカットしてくれるところもあるが、宅配だと、イメージ通りにならないこともある ✕保証金や2年分前払い制度の有無などの確認が必要

●**カラーリング・パーマ**:治療期間中は染毛剤、パーマ剤の刺激による頭皮トラブルの可能性を考え、避けたほうがよいことを説明します。再開は治療が終了し約1年後が望ましいです。ワンタッチの生え際用染毛剤は、医療者へ使用できるか相談するよう伝えます。

(黒田直子)

文献
1. 国立がん研究センターがん患者の外見支援に関するガイドライン研究班:がん患者に対するアピアランスケアの手引き 2016年版. 金原出版,東京,2016:9.

Part 5 副作用マネジメント
患者が自覚できる副作用 ⑧

末梢神経障害

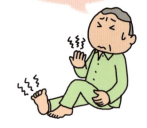

経過を理解し、つらい症状を予防し、支える！

コレだけおさえよう！

- 末梢神経障害は投与を重ねるにつれて症状が強くなりやすく、「累積投与量」に注意する。
- 減量や休薬せずに治療が続けられるよう、日常生活に支障が出ない工夫、ケアを行う。

症状（表1）

定義 手・足先のしびれ、感覚鈍麻など、末梢神経の働きが悪いために起こる障害。化学療法中の患者の30〜40％に生じるといわれる。

- 末梢神経障害（CIPN）の症状は、手足のしびれ（ビリビリ、ジンジン）や痛み、筋力低下、深部腱反射の減退、手袋－靴下型の麻痺や知覚異常があり、薬剤によって症状や頻度、出現時期も異なります。
- 末梢神経には運動神経、感覚神経、自律神経などがあり、化学療法が神経細胞にも影響し、末梢神経が障害されます。
- 微小管の傷害や神経細胞への傷害が影響していると考えられています。

 Word

- **CIPN**：chemotherapy-induced peripheral neuropathy、末梢神経障害。

表1 有害事象共通用語規準（CTCAE、JCOG版）

有害事象	Grade 1	Grade 2	Grade 3	Grade 4	Grade 5
末梢性運動ニューロパチー	症状がない；臨床所見または検査所見のみ；治療を要さない	中等度の症状がある；身の回り以外の日常生活動作の制限	高度の症状がある；身の回りの日常生活動作の制限；補助具を要する	生命を脅かす；緊急処置を要する	死亡
末梢性感覚ニューロパチー	症状がない；深部腱反射の低下または知覚異常	中等度の症状がある；身の回り以外の日常生活動作の制限	高度の症状がある；身の回りの日常生活動作の制限	生命を脅かす；緊急処置を要する	死亡

「有害事象共通用語規準v4.0日本語訳JCOG版，JCOGホームページ（http://www.jcog.jp）」より許諾を得て転載

出現時期

- **急性症状**：投与直後から1〜2日ごろに出現します。
- **慢性症状**：投与サイクルが進むと、神経細胞体が傷害され、数か月〜数年持続することがあります。
- 投与サイクルを重ねていくなかで、薬剤の毒性が体内に蓄積していくため、治療が進むにつれて症状が強くなるといわれています。

原因となりやすい薬剤 (表2、p.174 付録)

1 白金製剤（オキサリプラチン）

- 「急性症状」と「慢性症状」があります。
- **急性症状**：投与直後に手足や口唇周囲の違和感やしびれ、咽頭の絞扼感が現れます。
- **慢性症状**：投与サイクルの累積により、持続的に手足がしびれます。
- 寒冷刺激により誘発・悪化し、感覚機能障害は累積投与量850 mg/m^{2}で約2割の患者に出現するといわれています。

2 ビンカアルカロイド系（ビンクリスチン）

- 手足指のしびれや感覚鈍麻が初期症状で進行すると、歩きにくいといった症状が出現します。
- 総投与量6〜8 mgに達すると生じ、15〜20 mgになると重篤化し出現頻度が上がることが知られています。
- 自律神経障害により、麻痺性イレウスや神経因性膀胱、起立性低血圧を生じます。

3 タキサン系（パクリタキセル）

- 手足指の感覚異常が出現し始め、進行すると歩行困難になるなど、投与サイクル数の増加とともに持続時間が増え、重篤化します。

4 プロテアソーム阻害薬（ボルテゾミブ）

- 手足指・足底・手掌のしびれを生じ、手より足に強く、左右同じ強さで出現するのが特徴です。
- 静脈・皮下注射どちらでも治療効果は同等で、皮下注射のほうが末梢神経障害の出現頻度が低いといわれています。

Part 5 副作用マネジメント

末梢神経障害

表2 末梢神経障害を生じやすい薬剤

分類		一般名（主な商品名）
白金製剤		● シスプラチン（ランダ®、ブリプラチン®） ● カルボプラチン（パラプラチン®） ● オキサリプラチン（エルプラット®）
微小管阻害薬	ビンカアルカロイド系	● ビンクリスチン（オンコビン®）　● ビノレルビン（ナベルビン®） ● ビンデシン（フィルデシン）　● ビンブラスチン（エクザール®）
	タキサン系	● パクリタキセル（タキソール®）　● ドセタキセル（タキソテール®）
分子標的治療薬	プロテアソーム阻害薬	● ボルテゾミブ（ベルケイド®）
	抗体薬物複合体	● ブレンツキシマブ ベドチン（アドセトリス®）

観察ポイント

- 薬剤により出現する症状や時期が異なるため、レジメンや累積投与量を考慮することが重要です。
- しびれは主観的な症状であり、患者のADLに障害がないか観察し、患者のさまざまな症状の表現に注意します（図1）。
- 観察した症状をCTCAE（表1）の評価ツールで継続的に記録に残し、多職種と共有できるようにします。

Word
- ADL：activities of daily living、日常生活動作。

図1 末梢神経障害で患者からよく聞かれる表現

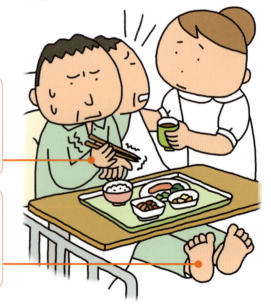

手
「箸が使いにくい」
「小さい物がつかみにくい」
「指先がビリビリする」
「洋服のボタンが掛けにくい」
「文字が書きにくい、筆圧が弱い」

足
「膜が1枚貼っているような感覚」
「砂や石の上を歩いている感じ」
「裸足なのに靴下を履いている（手袋－靴下型麻痺）」
「触った感じがわかりにくい」

看護ケア

1 薬物療法

- ビタミンB$_{12}$、牛車腎気丸、プレガバリン(リリカ®)などが処方されますが、現在は末梢神経障害への有効な薬物治療はありません。NSAIDsや医療用麻薬(オピオイド)が末梢神経に関連した疼痛に処方されています。
- デュロキセチン塩酸塩(サインバルタ®)はうつ病、糖尿病性神経障害などに使用されており、CIPNの治療薬としても期待されています。

2 日常生活を支えるケア

- 日常生活を支援するために、看護師ができるケアと工夫を表3に示します。
- 末梢神経障害は、用量規制に大きく影響し、重篤化は治療継続を困難にさせます。日常生活を支障なく過ごし、治療薬の減量や休薬によるデメリットを最小限にしながら、治療が継続できるようかかわることが必要です。
- 前治療や既往歴により、すでに末梢神経障害が生じているケースもあり、治療開始前に症状の有無を確認しておきます。
- 末梢神経障害の症状が強くなると(Grade3以上)、減量・休薬が検討されるため、患者は治療効果を期待して症状をがまんしている場合もあります。患者の行動を観察し、症状のつらさを理解しながら支えていくことが必要です。

> **ここに注意!**
> - オキサリプラチンは、冷たい飲みものを摂取すると咽頭部のしびれをきたし、誤嚥を引き起こす可能性があるため、肺炎などにつながる危険性があります。飲みものは常温にするよう指導します。

(縄野一美)

表3 末梢神経障害に対する日常生活上の工夫

温罨法	● 温めると一時的に症状が緩和するため、38〜39℃程度の温罨法を行う
適度な運動	● 気分転換とともに、末梢循環を改善させる
転倒予防	● 杖を使用し、サンダルやスリッパは履かない
服装	● 足を締め付けるような靴は避け、手足を保温できる服装を着用する(特に冬季)
感覚の鈍化	● 感覚が鈍くなっているため、鋭い刃物や寒冷・熱湯などには注意する
オキサリプラチン投与中	● 寒冷刺激を避けるよう、空調や飲食などに注意する ● 洗いものや洗濯などで水回りの仕事の際に、ゴム手袋の使用などを勧める

文献
1. 添付文書、医薬品インタビューフォーム各種.
2. 畠清彦編:がんの薬物療法マニュアル 第2版. 中外医学社, 東京, 2014.

Part 5 副作用マネジメント

患者が自覚できる副作用 ⑨

手足症候群

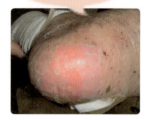

経過を理解し、つらい症状を予防し、支える！

コレだけおさえよう！

- 初期段階では、手掌・足底の発赤、ほてり感の有無に注意する。
- スキンケアは「保清（洗浄）」「保湿（保湿剤）」「保護（日常生活の工夫）」を行う。

症状

定義 抗がん薬によって生じる特に手掌や足底の紅斑、腫脹、過角化、色素沈着などを特徴とする皮膚関連症候群。

- **手足症候群（HFS）** の重症度（表1）をグレードとして区分し、処置法の基準に利用します。
- 乾燥、発赤・腫脹、ひび割れ、皮膚の剥がれ落ちなどの症状が起こります（図1）。

Word
- **HFS**：hand foot syndrome、手足症候群。

表1 手足症候群の重症度

重症度		症状
Grade 1	日常生活に支障をきたしていない	● しびれ ● 物に触れたときの不快な感覚 ● 軽い焼けるような、またはチクチク刺すような感覚 ● ピリピリするような感覚 ● 痛みを伴わない腫れ、赤み ● 爪の変形
Grade 2	痛みを伴い日常生活に支障をきたす	● 痛みを伴う腫れ、赤み ● 皮膚の角化（皮膚表面が硬く、厚くなってガサガサする状態）とひび割れ ● 爪の強い変形・脱落
Grade 3	強い痛みがあり日常生活ができない	● 水ぶくれ ● 高度な皮膚の角化とひび割れ ● 手または足の激しい痛み ● 皮膚の潰瘍

厚生労働省：重篤副作用疾患別対応マニュアル手足症候群, 2010. より引用

図1 手足症候群の主な症状

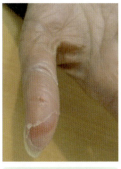
表皮剥離(母指頭部)、亀裂(関節部分)

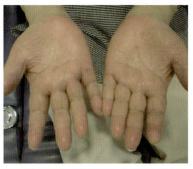
発赤・腫脹

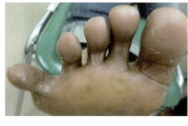
乾燥・剥離

出現時期、原因となりやすい薬剤 (表2、p.174 付録)

- 出現時期は投与開始直後から3〜12週目までと幅があります。
- 医師の判断で抗がん薬を休薬・減薬・中止することで、症状は回復してきます。

表2 手足症候群の原因となりやすい薬剤

一般名(主な商品名)	
注射薬	経口薬
● フルオロウラシル(5-FU) ● ドセタキセル(タキソテール®) ● ドキソルビシン(アドリアシン®)	● カペシタビン(ゼローダ®) ● テガフール・ギメラシル・オテラシルカリウム配合(ティーエスワン®) ● ソラフェニブ(ネクサバール®) ● スニチニブ(スーテント®)

観察ポイント

- 初期段階では、手掌・足底の発赤、ほてり感の有無に注意します。

ここがコツ！
- 手足症候群では、手掌・足底について「ほてる感じがする」「赤っぽい」「ピリピリ・チクチクする」「物を触ったときの感覚がいつもと違う」などの表現がよく聞かれます。これらの患者の訴えを聞き逃さないようにします。

ここに注意！
- 足は手に比べて観察する機会が少なく、異常の発見が遅れることがあるので、特に注意しましょう。

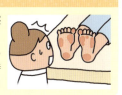

Part 5 副作用マネジメント

看護ケア

- 予防のため、治療前からのスキンケア指導が大切です。
- 日常生活、スキンケア習慣などを問診し、セルフケア能力をアセスメントします。

1 洗浄

- 洗浄剤をよく泡立て、皮膚を傷つけないよう、やさしく洗うことがポイントです。
- 低刺激性・弱酸性の洗浄剤を選び、熱いお湯ではなく、ぬるま湯で洗い流します。

2 保湿剤の塗布（図2）

- 保湿剤として、当院ではヘパリン類似物質クリームを使用しています。
- 人差し指の上に保湿剤を出し患部に塗って、こすらず、ていねいにのばします。
- 背中は看護師が介助し、退院後もケアを継続できるよう家族にも指導します。
- 保湿剤は、入浴・手洗い・水仕事のあとなど、1日2回以上をめやすに塗ります。
- 皮膚症状に変化がある場合は、すぐ医師に相談します。

3 日常生活の注意点

- 手足への物理的刺激や直射日光を避けるため、日常生活では以下の点に注意します。
- 雑巾絞り、長時間の筆記用具の使用は控えます。
- 外出時は手袋や日傘を使用します。
- 室内でもやわらかい靴下を履き、外出時はやわらかい靴とインソールを使用し、ハイヒールなど踵の高いものは控えます。

図2 保湿剤の塗布

- これらの部位は、症状が出やすいため、特に念入りに塗布する

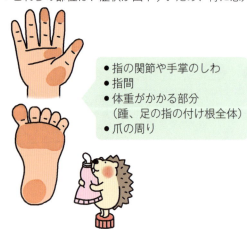

- 指の関節や手掌のしわ
- 指間
- 体重がかかる部分（踵、足の指の付け根全体）
- 爪の周り

ここがコツ！

- 保湿剤は、ティッシュが貼り付いて取れないくらい、たっぷり塗布するのがポイントです。
- 保湿剤のベタベタ感に抵抗がある場合は、綿手袋を着用するなど日常生活にベタツキが支障とならないように提案しましょう。

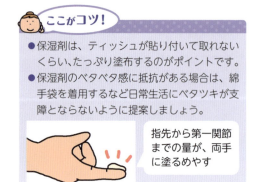

指先から第一関節までの量が、両手に塗るめやす

図3 当院で使用している皮膚障害予防のための患者用パンフレット

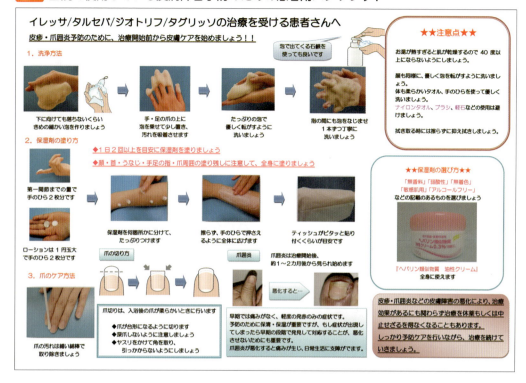

- 特に女性は水仕事を行うことが多いため、男性よりも手の皮膚に負担がかかることがあります。水仕事の際はゴム手袋の着用を勧めます。
- 過度に手足に負担がかかることも手足症候群を悪化させる要因となります。手足を温めすぎたり、足に強い圧力を与えて摩擦することにより症状が悪化することがあるため注意します。
- 退院後のセルフケア支援として、当院では皮膚障害予防のための患者用パンフレット(図3)を使用しています。

(小泉智子、財津清香、加藤小巻)

文献
1. 厚生労働省：重篤副作用疾患別対応マニュアル手足症候群，2010．
 http://www.info.pmda.go.jp/juutoku/file/jfm1003014.pdf（2016.10.31.アクセス）

Part 5 副作用マネジメント
患者が自覚できる副作用 ⑩

皮膚乾燥

経過を理解し、つらい症状を予防し、支える！

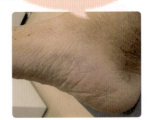

コレだけおさえよう！
- 投与後3〜5週間目ごろに、皮膚の乾燥、小さな亀裂がないか注意して観察する。
- 放置せず、とにかく保湿を十分に行う。

症状（表1）

定義 皮膚が乾燥して粗糙な状態になる。鱗屑が付着し亀裂や紅斑が生じると瘙痒を伴う。手足に亀裂が生じると疼痛を伴う。

- 皮膚の水分量が減少し、皮膚表面に粉をふく感じになります。進行すると皮膚の角化（硬く、厚くなってがさつく）が生じ、手足先端や踵などに亀裂が生じやすくなります。

表1 有害事象共通用語規準（CTCAE、JCOG版）

有害事象	Grade 1	Grade 2	Grade 3	Grade 4	Grade 5
皮膚乾燥	体表面積の<10%を占めるが紅斑やそう痒は伴わない	体表面積の10-30%を占め、紅斑またはそう痒を伴う；身の回り以外の日常生活動作の制限	体表面積の>30%を占め、そう痒を伴う；身の回りの日常生活動作の制限	―	―

「有害事象共通用語規準v4.0日本語訳JCOG版, JCOGホームページ（http://www.jcog.jp）」より許諾を得て転載

出現時期、原因となりやすい薬剤 (表2、p.174 付録)

- 投与後3～5週目ごろに出現することが多いです。
- 抗がん薬投与中は症状が続きます。抗がん薬中止後も症状が続くことが多く、保湿剤の継続的な塗布が必要です。

表2 皮膚乾燥の原因となりやすい薬剤

一般名（主な商品名）	
● セツキシマブ（アービタックス®）	● ゲフィチニブ（イレッサ®）
● パニツムマブ（ベクティビックス®）	● ラパチニブ（タイケルブ®）
● エルロチニブ（タルセバ®）	● アファチニブ（ジオトリフ®）

観察ポイント、看護ケア

- 皮膚の乾燥・小さな亀裂がないか、よく観察します。
- 皮膚乾燥は放置すると、ざ瘡様皮疹・爪囲炎の重篤化につながるため、毎日全身の皮膚を観察し、十分に保湿することが大切です p.106 。

（財津清香、加藤小巻、小泉智子）

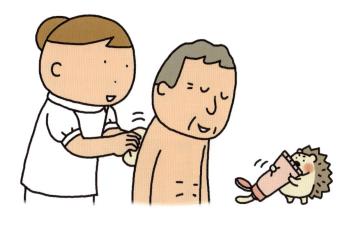

Part 5 　副作用マネジメント

患者が自覚できる副作用 ⑪

ざ瘡様皮疹

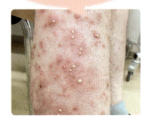

経過を理解し、つらい症状を予防し、支える！

> **コレだけおさえよう！**
> - 頭皮や背部も含め、毎日全身を観察することが大切である。
> - 治療開始日から保湿剤を全身に塗布し、症状の予防・軽減に努める。

症状（表1）

定義 頭部、顔面、前胸部、下腹部、大腿などに、毛孔に一致した紅色の丘疹、膿疱が出現する。

- 毛包に一致した小さなニキビ様の皮疹が出現します。なかに皮脂が詰まった状態になり、瘙痒感を伴うこともあります。
- 皮疹が凝集して重篤化すると、疼痛・熱感・腫脹を伴うことがあり、日常生活に支障が出ることもあります。

表1　有害事象共通用語規準（CTCAE、JCOG版）

有害事象	Grade 1	Grade 2	Grade 3	Grade 4	Grade 5
ざ瘡様皮疹	体表面積の<10%を占める紅色丘疹および／または膿疱で、そう痒や圧痛の有無は問わない	体表面積の10-30%を占める紅色丘疹および／または膿疱で、そう痒や圧痛の有無は問わない；社会心理学的な影響を伴う；身の回り以外の日常生活動作の制限	体表面積の>30%を占める紅色丘疹および／または膿疱で、そう痒や圧痛の有無は問わない；身の回りの日常生活動作の制限；経口抗菌薬を要する局所の重複感染	紅色丘疹および／または膿疱が体表のどの程度の面積を占めるかによらず、そう痒や圧痛の有無も問わないが、静注抗菌薬を要する広範囲の局所の二次感染を伴う；生命を脅かす	死亡

「有害事象共通用語規準v4.0日本語訳JCOG版、JCOGホームページ（http://www.jcog.jp）」より許諾を得て転載

● Grade 1

● Grade 2

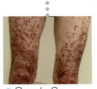
● Grade 3

出現時期、原因となりやすい薬剤（表2、p.174 付録）

- 投与後約1週目より出現し、2～3週目ごろがピークです。ピークを過ぎたあとも、抗がん薬投与中は皮疹が続きます。症状に対する治療、抗がん薬の減量・休薬・中止により症状は改善します。

表2 ざ瘡様皮疹の原因となりやすい薬剤

一般名（主な商品名）
● セツキシマブ（アービタックス®）　● ラパチニブ（タイケルブ®）
● パニツムマブ（ベクティビックス®）　● アファチニブ（ジオトリフ®）
● エルロチニブ（タルセバ®）　● テムシロリムス（トーリセル®）
● ゲフィチニブ（イレッサ®）

観察ポイント、看護ケア

- 毎日、全身を観察することが大切です（図1）。
- 皮疹の重篤化により抗がん薬を減量・休薬することもありますが、以下のスキンケアによって症状の出現・重篤化を防ぐことができます。
  ① 治療開始日から、全身に保湿剤を塗布する　p.106。
  ② なかに皮脂が詰まっている皮疹に対し、皮脂の排出を促す薬剤（アダパレンゲル〈ディフェリン®〉）を塗布する。
  ③ 適切な強さのステロイドを塗布する。重篤な場合には、抗アレルギー薬やミノサイクリン（ミノマイシン®）などの抗菌薬の内服をすることもある。
- 症状の増強により、抗がん薬を減薬・休薬・中止することがあります。治療の中断による不安、ストレスを理解し、現状に対応できるよう傾聴、スキンケア指導を行い支援します。
- 外見にかかわる副作用症状であるため、特に女性患者はショックを受けられることが少なくありません。男性・女性ともに同じような治療をし、副作用が出現している他患者と交流を持てる場があることを情報提供し、心理的支援も行います。

（小泉智子、加藤小巻、財津清香）

図1 ざ瘡様皮疹が出現しやすい部位

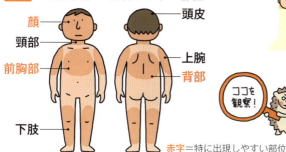

赤字＝特に出現しやすい部位

ここに注意！
- 頭皮や背部は症状を見逃しやすいため、特に注意しましょう。

Part 5 副作用マネジメント
患者が自覚できる副作用 ⑫

爪囲炎

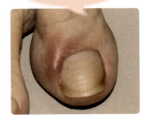

経過を理解し、つらい症状を予防し、支える！

コレだけおさえよう！

- 遅発性の副作用で、投与後1〜2か月後に症状が現れる。
- 手足の指先（爪周囲）を1本1本よく観察する。
- 予防のため、手足の爪周囲1本1本を十分に保湿する。

症状（表1）

定義 爪周囲の軟部組織の感染により、指趾の爪甲周囲に紅斑や鱗屑がみられ、びらん、亀裂が生じて疼痛を伴うようになる。さらに腫脹や発赤が強くなり、肉芽を生じる。

- 爪周囲に炎症が出現します。爪周囲の発赤から始まり、腫脹・疼痛を伴ったり、さらに進行すると、爪周囲に肉芽ができ、強い痛みを生じます。
- 症状によっては、日常生活に支障が出ることもあります。

表1 有害事象共通用語規準（CTCAE、JCOG版）

有害事象	Grade 1	Grade 2	Grade 3	Grade 4	Grade 5
爪囲炎	爪襞の浮腫や紅斑；角質の剥脱	局所的処置を要する；内服治療を要する（例：抗菌薬／抗真菌薬／抗ウイルス薬）；疼痛を伴う爪襞の浮腫や紅斑；滲出液や爪の分離を伴う；身の回り以外の日常生活動作の制限	外科的処置や抗菌薬の静脈内投与を要する；身の回りの日常生活動作の制限	―	―

「有害事象共通用語規準v4.0日本語訳JCOG版，JCOGホームページ（http://www.jcog.jp）」より許諾を得て転載

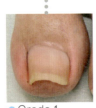
● Grade 1

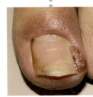
● Grade 2

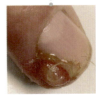
● Grade 3

出現時期、原因となりやすい薬剤（表2、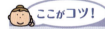 p.174 付録）

- 内服後1〜2か月後に症状が現れる遅発性です。
- 発症後、抗がん薬投与中は症状が続きますが、症状に対する治療により改善してきます（治療抵抗性で長引くことが多い）。また、抗がん薬の減薬・休薬・中止により、症状が改善してきます。

表2 爪囲炎の原因となりやすい薬剤

一般名（主な商品名）	
● セツキシマブ（アービタックス®）	● ゲフィチニブ（イレッサ®）
● パニツムマブ（ベクティビックス®）	● ラパチニブ（タイケルブ®）
● エルロチニブ（タルセバ®）	● アファチニブ（ジオトリフ®）

観察ポイント、看護ケア

- 爪周囲の炎症徴候がないか、手だけでなく足の指も1本1本観察することが大切です。
- わずかな発赤、疼痛でも、いつもと違うことがないか患者に問診し、発症を見逃さないようにします。
- 治療開始日から、全身に保湿剤を塗布します p.106。
- 爪はスクエアオフ（図1）にカットし、深爪しないように注意します。
- 爪の周りが汚れているときは、綿棒でていねいに汚れを取り除きます。
- 爪が炎症部位を圧迫して疼痛が強いときは、テーピングで除圧することもあります（図2）。
- 重篤化した場合は、抗菌薬の内服や、皮膚科で液体窒素による凍結処置を行います。

ここに注意！
- 水虫や巻爪がある場合は、特に注意します。

ここがコツ！
- 保湿剤は、爪1本1本にていねいにたっぷりと塗り込むことが大切です。

（財津清香、加藤小巻、小泉智子）

図1 スクエアオフカット

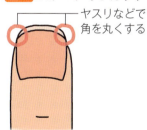

ヤスリなどで角を丸くする

図2 爪のテーピング方法（スパイラル法）

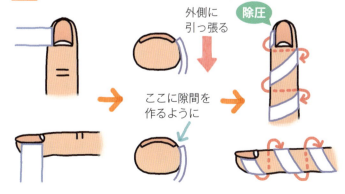

Part 5 副作用マネジメント
患者が自覚できる副作用 ⑬

紅斑、色素沈着

経過を理解し、つらい症状を予防し、支える！

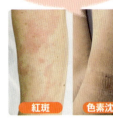
紅斑　色素沈着

コレだけおさえよう！

- 初期症状のほてり感、熱感、瘙痒の有無、皮膚色の変化に注意して観察する。
- 症状出現時は、保湿を中心としたスキンケアを継続しながら経過観察する。

症状（表1）

定義 　紅斑：抗がん薬により、皮膚の毛細血管が拡張し、皮膚表面が赤くなること（中心部は暗赤色で同心円状に辺縁は鮮紅色を呈する矢の的のような斑状病変）。
色素沈着：抗がん薬により、皮膚・爪などにメラニン色素が沈着し、褐色あるいは暗褐色になること。

- 紅斑：初期は皮膚に赤い斑点が生じます。悪化すると皮膚が剝け、びらんを生じます。
- 色素沈着：手足・爪・顔の皮膚が黒ずんだり、茶褐色の斑点状のものが生じます。

表1 有害事象共通用語規準（CTCAE、JCOG版）

有害事象	Grade 1	Grade 2	Grade 3	Grade 4	Grade 5
多形紅斑	虹彩様皮疹が体表面積の＜10％を占め、皮膚の圧痛を伴わない	虹彩様皮疹が体表面積の10-30％を占め、皮膚の圧痛を伴う	虹彩様皮疹が体表面積の＞30％を占め、口腔内や陰部のびらんを伴う	虹彩様皮疹が体表面積の＞30％を占め、水分バランスの異常または電解質異常を伴う；ICUや熱傷治療ユニットでの処置を要する	死亡
皮膚色素過剰	体表面積の≦10％を占める色素沈着；社会心理学的な影響はない	体表面積の＞10％を占める色素沈着；社会心理学的な影響を伴う	—	—	—

「有害事象共通用語規準v4.0日本語訳JCOG版，JCOGホームページ（http://www.jcog.jp）」より許諾を得て転載

出現時期、原因となりやすい薬剤 (表2、p.174 付録)

- **紅斑**：投与後数日〜数週間ごろに出現します。症状に対する治療、抗がん薬の休薬・減薬・中止により改善します。
- **色素沈着**：投与後2〜4週間ごろに生じます。抗がん薬中止から約2〜3か月で改善する人もいれば、1年ほど続く人もいます。また、治癒せず数年経過する人もいます。

表2 紅斑・色素沈着の原因となりやすい薬剤

一般名（主な商品名）	
● フルオロウラシル（5-FU）	● シクロホスファミド（エンドキサン®）
● ドキソルビシン（アドリアシン®）	● ブレオマイシン（ブレオ®）
● テガフール・ギメラシル・オテラシルカリウム配合（ティーエスワン®）（色素沈着）	

観察ポイント (図1)

- **紅斑**：初期症状であるほてり感、熱感、瘙痒の有無を観察します。
- **色素沈着**：シミや黒ずみなど皮膚色の変化がないか観察します。

図1 紅斑、色素沈着でよくある患者の訴え

紅斑
「肌がほてる感じがあります」
「肌が赤っぽいです」
「肌に斑点が出ました」

色素沈着
「肌の色が変わりました」
「肌が黒ずんできたような気がします」

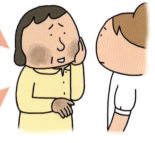

看護ケア

- **紅斑**：主にステロイドの塗布や局所の冷却を行います。悪化しないよう、保湿を中心としたスキンケアを継続することが大切です p.106 。
- **色素沈着**：治療方法が未確立で短期間での治癒は難しいですが、保湿を中心としたスキンケアを行いながら経過観察します。紫外線に当たると増悪することがあるため、外出時は日傘、帽子などを着用し、アルコールフリーなど肌にやさしい日焼け止めの使用を指導します。
- 外見にかかわる副作用であり、心理的ストレスとなり得るため、患者の思いを傾聴し、心理的支援を行います。
- 爪の色素沈着には、ネイルケアについて情報提供します。

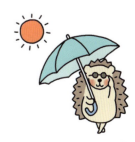

（小泉智子、加藤小巻、財津清香）

Part 5 副作用マネジメント
患者が自覚できる副作用 ⑭

性機能障害

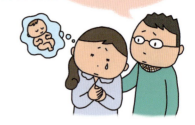

経過を理解し、つらい症状を予防し、支える！

コレだけおさえよう！

- アルキル化薬などで生じやすく、薬剤の種類、投与量・方法、年齢によって個人差が大きい症状である。
- 適切なタイミングで情報提供し、継続的な支援を行う。

症状（表1）

定義 抗がん薬によって生殖器官あるいは内分泌器官としての機能が障害されること。主に卵母細胞の減少、精原細胞の傷害、性ホルモン分泌障害、性交障害が起こる。

1 男性の場合

- 精巣は抗がん薬に感受性が高く、生殖細胞は抗がん薬の量に応じて傷害を受けます。
- 男性ホルモン（テストステロン）分泌にかかわるライディッヒ細胞よりも、精子生成の起こる性腺上皮のセルトリ細胞のほうが抗がん薬の影響を受けやすく、精子生成が障害されます。一方、テストステロンの血中レベルは正常を示すことが多いとされています。
- 症状としては勃起不全、射精障害、精子減少、性欲低下などが挙げられます。

2 女性の場合

- 卵巣は、精巣以上に抗がん薬の影響を受けやすいといわれています。
- 症状としては無月経、月経不順、不妊症、性器萎縮、性欲低下、更年期障害様症状などが挙げられます。

1 卵巣毒性による直接障害

- 投与された抗がん薬は、肝臓で代謝されたあとも卵胞へ達し、顆粒膜細胞に達します。組織学的には、皮質の線維化と卵胞数の減少および発育の停止が観察され、卵胞への直接的な障害に加え、性中枢の錯乱も加わり、数の少ない発育卵胞が減少して月経が停止します。
- 化学療法の結果生じた卵巣機能不全は、化学療法誘発性無月経と称され「化学療法開始後1年以内に生じる3か月以上の無月経」[1]と定義されます。

表1 有害事象共通用語規準（CTCAE、JCOG版）

有害事象	Grade 1	Grade 2	Grade 3	Grade 4	Grade 5
勃起不全	勃起機能の低下（頻度／硬度）、ただし治療を要さない（例：薬物治療／機器、陰茎ポンプの使用）	勃起機能の低下（頻度／硬度）、勃起補助治療を要する（例：薬物治療／機器、陰茎ポンプなどの機器）	勃起機能の低下（頻度／硬度）、ただし勃起補助治療が有効でない（例：薬物治療／陰茎ポンプなどの機器）；陰茎プロステーシスの永久留置を要する	—	—
射精障害	射精機能の減弱	無射精または逆行性射精	—	—	—
精子減少症	精子濃度＞4,800万/mLまたは精子運動率＞68％	精子濃度1,300万～4,800万/mLまたは精子運動率32-68％	精子濃度＜1,300万/mLまたは精子運動率＜32％	—	—
不規則月経	1-3か月間の無月経を伴う間欠的な月経	4-6か月間の無月経を伴う間欠的な月経	6か月を超えて持続する無月経	—	—
腟乾燥	性機能障害のない軽度の腟乾燥	性機能障害／頻繁な不快感を伴う中等度の腟乾燥	性交疼痛／高度の不快感をもたらす高度の腟乾燥	—	—

「有害事象共通用語規準v4.0日本語訳JCOG版、JCOGホームページ（http://www.jcog.jp）」より許諾を得て転載

2 中枢性の障害

- 抗がん薬は通常、血液脳関門の存在により中枢へは到達しにくいので、通常、卵巣機能障害は卵胞破壊による末梢性の障害によって起こると考えられています。一般に治療により月経が停止した女性は高**ゴナドトロピン（Gn）**状態をきたしますが、**LH-RH**負荷により、**LH**の反応性上昇がみられない場合や、日内のLHの律動的分泌の頻度が減少している場合もあり、中枢性の障害も発生している可能性があります。

> **Word**
> - **Gn**：gonadotropin、ゴナドトロピン（性腺刺激ホルモン）。
> - **LH-RH**：luteinizing hormone releasing hormone、黄体形成ホルモン放出ホルモン。
> - **LH**：luteinizing hormone、黄体形成ホルモン。

出現時期、原因となりやすい薬剤

- 急激な出現はなく、男女ともに性機能障害に影響する因子として、抗がん薬の種類、投与量、投与方法、年齢が重要なため、個人差が大きい症状です。
- 化学療法による性機能障害の発生は、患者の年齢や投与される薬剤の種類、量によっても異なります。たとえば、アルキル化薬などは最も危険度が高いと考えられており、30代後半になると回復しにくくなると考えられています p.174 付録。

- ASCO2013における化学療法および放射線療法の性腺毒性によるリスク分類を表2に示します。

 Word
- ASCO：American Society of Clinical Oncology、米国臨床腫瘍学会。

観察ポイント

- 化学療法により男性・女性ホルモンの低下が起こり、性欲の低下や腟乾燥、勃起障害などの症状からパートナーとの関係性についてヒアリングし、専門機関への紹介が必要かどうかアセスメントを行います。
- 女性ではエストロゲンが低下し、ほてり感、発汗、いらいら感など更年期様症状を引き起こすことがあります。症状を観察し、ホルモン補助療法の適応はあるか（化学療法により卵巣機能が低下し、ホルモン分泌障害となった場合など）など、専門医とともにアセスメントし必要な支援を計画します。

看護ケア

- 妊孕性に関する問題だけではなく、セクシュアリティに関する問題も患者にとっては重要です。性機能障害を発症した患者は精神的苦痛を伴うことが多いため、悩みや感情表出がしやすいように、プライバシーの保護に留意するなど、環境づくりが大切です。

ナースの視点
- 性機能障害のケアを行っていくために重要なことは、患者、パートナーへ情報を提供し、考えるきっかけをもってもらうことから始まります。患者、パートナーが聞きたいと思っていることを引き出し、必要な支援へつなげていくことが大切です。

- 性機能障害、性生活などのデリケートな問題に対して患者、家族と話す時間をもつことが大切です。しかし、どの時点で話したらよいか患者個々の思いや生活背景からタイミングを図っていくことは難しいこともあります。
- 手術前や化学療法開始前に、院内のパンフレットを活用しながら性機能障害や相談窓口について情報提供を行います。治療中でも、再度パンフレットを見ながら心配なことなどはないか声をかけ、患者側から相談しやすい環境を整えておくことも必要です。

1 抗がん薬投与前・投与中

- 患者に投与が予定されている抗がん薬の性機能障害リスクを把握し、必要なインフォームドコンセントやケアについて、医療者間で計画を立てておきます。

1 患者の理解の確認

- 患者が医師からどのように説明を受け、理解しているか確認し、パートナー・家族との関係

表2 ASCO 2013における化学療法および放射線療法の性腺毒性によるリスク分類

リスク分類	治療レジメン		患者・投与量などの因子	使用対象疾患
高度リスク 男性：治療後、一般的に無精子症が遷延、持続する 女性：＞70％	アルキル化薬＋全身放射線照射			白血病への造血幹細胞移植の前処置、リンパ腫、骨髄腫、ユーイング肉腫、神経芽細胞腫、絨毛がん（女性）
	アルキル化薬＋骨盤放射線照射			肉腫、精巣・卵巣に対して
	シクロホスファミド総量		男性：＜7.5g/m^2 女性：5g/m^2（＞40歳） 　　　7.5g/m^2（＜20歳）	造血幹細胞移植の前処置、乳がん（女性）、非ホジキンリンパ腫（女性）など
	プロカルバジンを含むレジメン		MOPP：＞3サイクル BEACOPP：＞6サイクル	ホジキンリンパ腫
	テモゾロミド or BCNUを含むレジメン＋全脳放射線照射			脳腫瘍
中等度リスク 男性：治療後、無精子症が遷延することがある 女性：30〜70％	シスプラチンを含むレジメン			精巣がん、子宮頸がん
	男性	BEP	2〜4サイクル	
		シスプラチン総量	＞400mg/m^2	
		カルボプラチン総量	＞2g/m^2	
	女性	シクロホスファミド総量	5g/m^2（30〜40歳）	乳がんなど
		乳がんに対するAC療法	×4コース＋パクリタキセル／ドセタキセル（＜40歳）	乳がん
		モノクローナル抗体（ベバシズマブ）		大腸がん、非小細胞肺がん、頭頸部がん、乳がん
		FOLFOX4		大腸がん
低度リスク 男性：一時的な造精能低下 女性：＜30％	アルキル化薬以外の薬剤を含むレジメン		ABVD、CHOP、COP、白血病に対する多剤療法	リンパ腫、白血病
	アントラサイクリン系＋シタラビン			急性骨髄性白血病
	シクロホスファミドを含む乳がんに対するレジメン		CMF、CEF、CAF（＜30歳）	乳がん

- 性を知り、性機能障害について話し合えるか、性生活についての考え方を把握します。
- 骨髄抑制の出現時期（投与中や投与後10〜14日ごろ）は、感染などを予防するため性行為を避けるよう指導し、理解しているか把握します。
- 母体へのリスクや抗がん薬が精液へ移行している可能性を考えて、治療が終了してから3か月〜半年は避妊が必要となることを理解しているか確認します。

2 妊孕性の温存

- 治療開始前から適切なタイミングで情報提供を行い、妊孕性対策の選択が行えるよう調整を図っていくことが必要です。
- 挙児希望があるか確認し、不妊となる可能性が高い抗がん薬を使用する場合、精子や卵子の凍結保存など、患者やパートナーの思いを把握し必要な支援を計画します。
- **精子凍結保存**：希望者には精子凍結保存を検討します。治療後の妊娠を考えるときは、少なくとも3か月の経過が必要であり、6か月後が安全といわれています。
- **受精卵凍結保存**：精子を提供するパートナーがいることが前提です。原疾患の治療を4〜6週間中断して排卵、成熟卵子の採取、体外受精を行う時間が必要です。しかし、胚凍結や卵子凍結後の継続妊娠率はさほど高くないことから、挙児に対する過度な期待を抱かせないような配慮も行います。

> **ナースの視点**
> - がんを患っても自分らしい充実した生き方を可能とするための選択肢について、"一緒に話し合う"という視点をもって、看護師は継続的な看護介入をしましょう。

2 抗がん薬投与後

1 勃起障害

- テストステロン低下による性欲減少には、テストステロン補充療法があります。
- 勃起障害、性欲減退に関して、専門家やカウンセラーへの相談を紹介します。

2 性生活の指導

- 腟委縮や腟乾燥の症状に対し、腟狭窄防止器具のダイレーターや潤いを与えるゼリーの使用について情報提供を行います。また、ホルモン補充療法などの適応があるか専門医師の受診を勧めます。
- 抗がん薬投与中や投与後10〜14日程度の期間で、骨髄抑制による易感染状態や出血傾向、粘膜障害、皮膚障害が出現しやすいため、性行為を避けたほうが望ましいことを指導します。
- 胎児への影響については、治療終了後6か月程度経過していれば自然妊娠は問題ないことを情報提供します。

（黒田直子）

文献
1. 「乳癌患者の妊孕性保持のための治療選択・患者支援プログラム／関係ガイドラインの開発」班／日本がん・生殖医療研究会編：乳がん患者の妊娠出産と生殖医療に関する診療の手引き2014年版．金原出版，東京，2014：47．
2. 高橋都：女性がん患者の性機能障害とその援助．がん看護 2014；19（3）：277-280．
3. 西島千絵，杉下陽堂，鈴木直：がん患者の妊孕性対策の現状と課題．がん看護2014；19（3）：287-291．

Part 5 副作用マネジメント
検査でわかる副作用 ①

骨髄抑制

経過を理解し、つらい症状を予防し、支える！

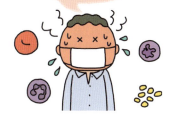

コレだけおさえよう！
- 出現時期と症状は、血球の種類でそれぞれ異なる。
- がん化学療法中は、常在菌でも重篤な感染症が起こる可能性があり、普段以上に感染予防ケアが重要である。

注意したい検査項目

項目	基準値
ヘモグロビン量（Hb）	男性14〜17g/dL、女性12〜15g/dL
★好中球／顆粒球（ANC/AGC）	2,000〜6,800/mm³
血小板数（Plt）	13万〜40万個/μL

★特に注意したい項目

症状

定義 抗がん薬により骨髄での造血が一定期間抑制され、白血球、赤血球、血小板が減少すること。

- 骨髄抑制では、感染症、貧血、出血傾向のリスクが高まります。抑制の程度・時期、抑制される血球系統は薬剤の種類・レジメンにより特徴があります。
- 骨髄抑制に関連する有害反応の評価には、CTCAE（表1）があります。

1 白血球・好中球減少

- 白血球・好中球のみで症状はありませんが、原因不明の微熱や38℃以上で発熱性好中球減少症（FN）p.167 となり、急激に敗血症性ショックに進展することがあります。
- 各器官、臓器で感染症が生じた場合、上気道では鼻汁・くしゃみ、肺や気管支では咳嗽や喀痰の増加、消化管では下痢や腹痛などの症状が発熱を伴って出現します。

骨髄抑制 121

表1 有害事象共通用語規準（CTCAE、JCOG版）

有害事象	Grade 1	Grade 2	Grade 3	Grade 4	Grade 5
貧血	ヘモグロビン <LLN-10g/dL <LLN-6.2mmol/L <LLN-100g/L	ヘモグロビン <10.0-8.0g/dL <6.2-4.9mmol/L <100-80g/L	ヘモグロビン <8.0-6.5g/dL <4.9-4.0mmol/L <80-65g/L	ヘモグロビン <6.5g/dL <4.0mmol/L <65g/L	死亡
好中球数減少	<LLN-1,500/mm³ <LLN-1.5×10e9/L	<1,500-1,000/mm³ <1.5-1.0×10e9/L	<1,000-500/mm³ <1.0-0.5×10e9/L	<500/mm³ <0.5×10e9/L	―
血小板数減少	<LLN-75,000/mm³ <LLN-75.0×10e9/L	<75,000-50,000/mm³ <75.0-50.0×10e9/L	<50,000-25,000/mm³ <50.0-25.0×10e9/L	<25,000/mm³ <25.0×10e9/L	―

LLN：（施設）規準値下限

「有害事象共通用語規準v4.0日本語訳JCOG版、JCOGホームページ（http://www.jcog.jp）」より許諾を得て転載

表2 貧血症状とヘモグロビン値

程度	ヘモグロビン値（g/dL）	症状
軽度	10～11	活動低下、注意力の低下、倦怠感、頭痛など
中等度	8～10	●脳細胞の酸素不足による無気力、頭痛、耳鳴、眩暈、傾眠、思考力の低下 ●末梢組織細胞の酸素不足による強度の倦怠感、疲労感、心拍数増加、呼吸数増加、動機、息切れなど
重度	8以下	チアノーゼ、心不全（尿量減少、呼吸困難、不整脈）、低体温、低酸素血症

表3 血小板減少時の出血リスクと予防対策

血小板値（/μL）	出血リスク・症状
10万以下	止血に時間がかかる
5万以下	**粘膜出血**：歯肉出血、鼻出血 **皮下出血**：点状出血、斑状出血
3万以下	臓器出血の可能性、消化管出血、血尿、喀血、眼底出血、性器出血、関節出血
1万以下	致命的出血の可能性（脳内出血、消化管出血など）

2 赤血球減少

- 貧血の程度によってさまざまな症状が出現し（表2）、QOLの低下に結びつきます。

3 血小板減少

- 皮膚の点状紫斑や鼻出血、歯肉出血などの止血不良が出現します。重度の血小板減少では、脳出血、消化管出血など致命的な出血をきたす場合があり、注意します。
- 血小板減少の程度で、出血リスク、症状が異なります（表3）。

出現時期、原因となりやすい薬剤

- 白血球、赤血球、血小板の寿命は、それぞれ異なります(表4)。
- 骨髄抑制の発生時期は、抗がん薬投与後より白血球減少：1〜2週間後、赤血球減少：2〜4週間後、血小板減少：2週間程度です。
- 抗がん薬の使用量が多く、多剤を併用し、短期間でくり返すレジメンなどでは、著明に白血球の減少がみられます(表5、p.174 付録)。

表4 血球の基準値と寿命

	基準値	寿命（推定される期間）
白血球	4,000〜9,000/μL（好中球45〜60％）	数時間〜1週間
赤血球	男性：410万〜550万/μL 女性：380万〜480万/μL	60〜120日
血小板	13万〜40万/μL	8〜10日

黒木利恵：骨髄抑制．長場直子，本村秀樹編，がん化学療法の理解とケア，学研メディカル秀潤社，東京，2005：67．より引用

表5 原因となりやすい薬剤

副作用	代表的な抗がん薬（主な商品名）
白血球減少	● ほぼすべての抗がん薬
赤血球減少	● シスプラチン(ランダ®) ● シクロホスファミド(エンドキサン®) ● メトトレキサート(メソトレキセート®)
血小板減少	● カルボプラチン(パラプラチン®) ● ネダプラチン(アクプラ®) ● ゲムシタビン(ジェムザール®) ● マイトマイシンC(マイトマイシン) ● ニムスチン(ニドラン®) ● ラニムスチン(サイメリン®)

観察ポイント(表6)

- 赤血球やヘモグロビンの低下がある場合、抗がん薬による影響だけでなく、特に局所の出血(原病巣)などが伴っていないか必ず確認します。
- 感染しやすい部位として臨床的に多いのは、誤嚥による肺炎や尿路感染です。呼吸器症状や尿路系の症状がないか、特に注意します。

ここがコツ！

- 観察ポイントの一例として、下記のような点に注目します。
- **胃がん患者**：黒色便が出ていないか？
- **大腸がん患者**：下血していないか？
- **痔がある患者**：出血が増加していないか？
- **白血球減少傾向の患者**：全身の清潔が保たれているか？（特に口腔内や陰部は不潔になりやすいため、保清を促す）

表6 骨髄抑制の観察ポイント

	ポイント	観察項目
白血球減少	●白血球数(WBC)が1,000/μL以下になると細菌感染を起こしやすい ●好中球数が500/μL以下では敗血症や肺炎などの重症感染症を起こしやすい ●検査データや感染しやすい部位(**表7**)などをモニタリングし、CTCAE(**表1**)を用いて評価する	□検査データ(白血球、好中球、CRP、尿、痰、X線画像、感染が疑わしい部位からの検体採取) □感染の誘因(う歯、痔、皮膚・粘膜の減少) □感染を疑う身体症状(**表7**)
赤血球減少	●化学療法後1〜2週目以降より徐々に出現するため、貧血は比較的ゆっくり出現することが多い ●化学療法をくり返し行った場合に出現することが多い	□検査データ(ヘモグロビン値) □貧血に伴う身体症状(息切れ、倦怠感、眩暈、動悸、頻脈、呼吸頻数など)
血小板減少	●定期的な採血を行い、出血リスクを把握することが重要	□検査データ(血小板値) □出血しやすい部位と症状(**図1**)

- **CRP**：C-reactive protein、C反応性タンパク。

表7 感染しやすい部位と観察項目

部位	観察項目
口腔	口腔内の発赤・腫脹・痛み・舌苔、歯痛、歯肉痛、歯肉の腫れ
上気道	鼻汁、咽頭の発赤・痛み
肺・気管支	咳嗽、痰、息苦しさ
消化器	胃痛、腹痛、悪心、下痢
肛門周囲	発赤、腫脹、痛み
尿道、膀胱、肛門、腟	排尿時痛、頻尿、残尿感、尿混濁、血尿、肛門痛、腟炎、痔の悪化、おりものの増加、性器出血、陰部のかゆみ
皮膚、カテーテル挿入部、創部	発赤、皮疹、腫脹、痛み
全身	悪寒、戦慄、38℃以上の発熱、ショック(血圧低下、意識障害、尿量減少)
その他	頭痛、関節痛、副鼻腔の痛み、耳痛、眼の充血など

図1 出血しやすい部位と観察項目

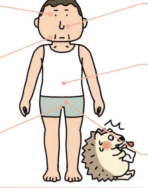

目
- 結膜出血の有無、不快感や視野異常の有無と程度

口腔内
- 歯肉や口腔内粘膜の腫脹・発赤・出血斑・血腫・出血の有無とその部位、程度

性器
- 出血量と期間・月経周期との関連

鼻
- 出血の有無と程度、鼻閉感や咽頭流下感の有無

消化管
- 便の性状（色・潜血・タール便・下血）
- 吐物の性状（色・潜血・吐血・コーヒー残渣様）

泌尿器
- 尿の性状（血尿・潜血）

全身の皮膚
- 皮下出血の有無とその部位・範囲・程度、点状出血の有無
- 多発する場合には脳内出血など大出血の可能性が高い

看護ケア

1 支持療法

- 骨髄抑制への対応は、造血薬の投与と輸血が主となります。

1 薬物療法

- 白血球の減少に対しては、**顆粒球コロニー刺激因子（G-CSF）** を投与し、白血球産生能を回復させます。
- 白血球減少時に感染が起きた場合には、原因菌の同定を待たずに、広範囲の菌（腸管内常在菌を含む）を念頭に置いた広域スペクトラムの抗菌薬をすみやかに投与開始する必要があります。具体的には、第三・四世代セフェム系、カルバペネム系などの抗菌薬が使用されます。
- 漠然と抗菌薬の使用を継続すると、耐性菌の蔓延を招くため、白血球の回復・臨床症状の改善が得られた時点ですみやかに抗菌薬を中止すること、原因菌が同定された時点でより狭いスペクトラムの抗菌薬に変更することも重要です。

 Word
- **G-CSF**：granulocyte colony-stimulating factor、顆粒球コロニー刺激因子。

2 輸血

- **赤血球の減少時**：ヘモグロビン値7g/dL以下をめやすに赤血球輸血を行います。
- **血小板の減少時**：血小板数約2万/μL以下をめやすに血小板輸血を行います。

2 ケアとセルフケア支援

- 化学療法中は、通常では特に問題にならない常在菌により、重篤な感染症が起こる可能性があり、普段以上に感染予防ケアが必要になります。
- 口腔内の清潔保持、含嗽を習慣化できるように、他者や環境からの感染リスクも留意するように説明をします。
- 「感染しやすくなる理由」と「注意が必要となる時期」を患者自身が把握できるように指導し、セルフケア支援を行います（表8）。
- 外来化学療法の場合には、患者自身で対応しなければならず、異常を早期発見し、医療者へ報告することが重要です。

> **ここに注意！**
> - 貧血が慢性的にゆっくりと進行した場合には、自覚症状を伴わない場合もあるため、転倒などに注意が必要です。

> **ここがコツ！**
> - 清潔ケアの定着には、家族に対しても協力を依頼しておくことがポイントとなるため、患者同様に家族への指導も行いましょう。

（柴田陽光）

表8 セルフケア指導のポイント

注意する時期	項目	セルフケアのポイント
投与後1〜2週間後	感染	● マスクをできる限り着用し、人混みを避け、咳をしている人の近くに寄らないようにするなど、他者からの感染を防ぐ ● 賞味期限、調理後時間が経っていない新鮮な食品を選ぶ、生野菜や果物を摂取する場合も新鮮なものを選ぶ
	発熱	● 38℃以上の発熱時には、病院へ連絡する
投与後2〜4週間後	貧血	● 動悸や息切れ、眩暈などの貧血症状があるときには、ゆっくりと起き上がるようにし、ベッド柵などの固定されたものを支えにして起き上がる。1つひとつの動作をゆっくりと行うとよい ● 貧血による身体の冷えや寒さを防ぐため、室温や衣服の調整を行い保温する ● 貧血のリスク要因を軽減するため、食事形態や種類など患者の嗜好にあわせて調整を行い、栄養状態の維持に努める
投与後2週間	出血傾向	● 転倒や打撲・外傷を予防するために、安静を保つ必要がある ● 男性の場合、ヒゲ剃りには電動カミソリを使用する ● 歯磨きにはやわらかい歯ブラシを使用し、歯肉を傷めないよう注意する ● 便秘により肛門粘膜が損傷し、出血する危険があるため、緩下剤や大腸刺激薬を使用し、排便コントロールを早期から行う ● 採血時の駆血帯や、血圧測定時のマンシェットによる圧迫にも注意が必要
	清潔ケア	● 皮膚の保清、保湿を行う ● 清潔ケアは皮膚を強くこすらないよう注意し、皮膚乾燥により皮膚が損傷しやすくなるため、保湿クリームを使用する

Part 5 副作用マネジメント
検査でわかる副作用 ②

腎障害

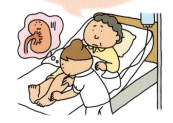

経過を理解し、つらい症状を予防し、支える！

コレだけおさえよう！
- 腎障害の予防として、大量補液と利尿薬投与が行われる。
- 大量補液に伴う心不全や脱水、浮腫などの症状、体重を観察する。
- 水分出納バランスの変化で血圧変動が生じ、離床・移動時には転倒リスクが高まる。

注意したい検査項目

検査項目	基準値
血清クレアチニン（S-Cre）	男性：0.61～1.04mg/dL 女性：0.47～0.79mg/dL
クレアチニンクリアランス（Ccr）	男性：116.5±5.1mL/分 女性：115.0±3.9mL/分
尿素窒素（BUN）	8～21mg/dL

症状

定義 抗がん薬の影響により、腎臓が正常に機能せず腎機能が障害されること。

- 腎障害の症状を把握し、CTCAE（表1）に従って評価します。
- 評価の項目としては、血清クレアチニン（S-Cre）の上昇、糸球体濾過率（GFR）、血尿、タンパク尿、**CPK**などがあります。

Word
- CPK：creatine phosphokinase、血中クレアチンホスホキナーゼ。

表1 有害事象共通用語規準（CTCAE、JCOG版）

	Grade 1	Grade 2	Grade 3	Grade 4	Grade 5
急性腎障害	クレアチニンが>0.3mg/dL増加；ベースラインの1.5-2倍に増加	クレアチニンがベースラインの>2-3倍に増加	クレアチニンがベースラインよりも>3倍または>4.0mg/dL増加；入院を要する	生命を脅かす；人工透析を要する	死亡

「有害事象共通用語規準v4.0日本語訳JCOG版，JCOGホームページ（http://www.jcog.jp）」より許諾を得て転載

- 腎障害により身体的には尿量減少、体重増加、浮腫、心不全、呼吸困難、出血性膀胱炎などの症状が出現することがあります（腫瘍崩壊症候群については p.163 ）。

出現時期

- シスプラチンによる腎障害は、主に近位尿細管の障害により起こることが原因となり、投与後1〜2週間ごろに生じます。可逆性の急性腎障害から不可逆性の慢性腎障害まで、さまざまな病態を呈することがあります。
- 腫瘍崩壊症候群（TLS）p.163 による症状は、化学療法24〜48時間後に高尿酸血症、高カリウム血症、高リン血症などをきたし、結果的に急性腎不全を呈することがあり、注意が必要です。

原因となりやすい薬剤（図1、 p.174 付録）

- 腎障害を起こしやすい抗がん薬としては、シスプラチンやメトトレキサートなどが代表的ですが、イホスファミド、シクロホスファミド、マイトマイシンC、ベバシズマブなどもあります。
- 抗がん薬の種類により腎障害の部位が異なり、出現する病態も異なります(図1)。

Word
- **HUS**：hemolytic uremicsyndrome、溶血性尿毒症症候群。
- **VEGF**：vasclular endothelial growth factor、血管内皮増殖因子。
- **ショートハイドレーション法**：輸液を減量し、投与時間を短縮する方法。

観察ポイント

- 腎障害は早期発見が重要となります。
- 異常時にはすみやかに医師へ報告し、治療の中止や適切な治療を開始することが悪化を防ぐポイントになります。
- そのためには、表2の視点に沿った観察を行う必要があります。

図1 抗がん薬別の腎障害部位、メカニズムと特徴

マイトマイシンC（マイトマイシン）
- マイトマイシンCによる腎小動脈および糸球体毛細血管の内皮細胞傷害と、これに続発する血小板の活性化により、腎障害を呈する**溶血性尿毒症症候群（HUS）**がある
- 突然の血尿に続く腎機能低下、血小板減少、発熱、高血圧、肺水腫などの症状が出現する
- 治療として血液透析や血漿交換を行う

VEGF阻害薬（ベバシズマブ〈アバスチン®〉など）
- 糸球体の**血管内皮増殖因子（VEGF）**の役割を阻害し、タンパク尿や血栓性微小血管障害をきたす

メトトレキサート（メソトレキセート®）
- 大量投与時に起こるもので、メトトレキサートの尿細管での濃縮・析出により尿細管閉塞をきたす
- メトトレキサートの結晶化が高濃度・酸性尿で増強されるため、大量メトレキサート投与時には、尿をpH7以上に保つことと十分な利尿が必要になる
- フロセミドは尿をアルカリ化するため、アセタゾラミド（ダイアモックス®）による利尿を行い、補液には重炭酸ナトリウムを加える

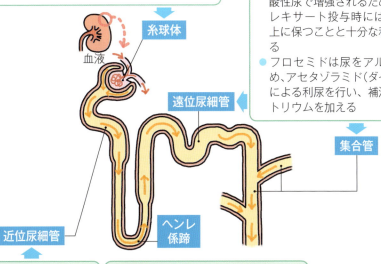

シスプラチン（ランダ®）
- 近位尿細管の直接障害により、尿細管壊死をきたす
- 大量補液による利尿効果で、シスプラチンと尿細管細胞の接触を少なくする
- 3L/日以上の尿量を確保する。ただし、**ショートハイドレーション法**の場合には、シスプラチン投与直後～2時間の尿量をめやすとして1L程度確保する

イホスファミド（イホマイド®）、シクロホスファミド（エンドキサン®）
- 近位尿細管の直接障害と代謝産物であるアクロレインが膀胱の移行上皮に直接作用し、出血性膀胱炎を引き起こす
- 出血性膀胱炎の予防にはメスナ（ウロミテキサン®）が投与され、イホスファミドの効果を阻害することなく尿中での代謝産物を不活性化する
- メスナはイホスファミド投与量の20％に相当する量を投与前、投与4時間後、投与8時間後に投与する
- 膀胱炎症状には下腹部痛のほかに血尿を伴うこともある

宮崎淳，河合弘二：腎臓障害．日本臨牀 2003；6：973-977．より一部引用

表2 腎障害の観察ポイント

	観察項目	ポイント
尿	□尿量 □排尿回数 □性状：色、比重、pH、尿潜血の有無、タンパク尿	● 量・回数だけでなく、**性状**も観察する
血液データ	□血中尿素窒素、血清クレアチニン、Na、K、Ca、P、アンモニア、クレアチニンクリアランスなど	● **自覚症状なく**腎障害が経過することがあるため、血液データの把握が重要 ● 血液データは腎臓の**どの部位で障害が生じているのか**（抗がん薬が糸球体に影響をもたらしているのか、尿細管部位で異常が起こっているのかなど）を把握する手がかりになる
水分出納・体重	□水分出納(in-out)バランス：輸液量、飲水量、排泄量 □体重の変動	● 大量輸液投与を行うため、**心不全**などを引き起こす可能性がある ● **浮腫**の状況を判断するためには、体重の変動もめやすであり、**決まった時間に体重を測定**することが必要
バイタルサイン	□体温、血圧、脈拍、呼吸	● 大量補液投与により、**心負荷**の状態を把握するとともに、**血圧の上昇**などバイタルサインの変動に注意が必要になる
自覚症状・日常生活行動	□悪心・嘔吐、下痢 □意識レベル □身体的変化 □患者の訴える症状	● **電解質バランスの崩壊**による症状や意識レベルを観察する ● 治療後の患者の身体的変化、**患者が訴える症状**を重要視してかかわることが大切

看護ケア

1 全身状態・腎機能の把握

● 患者のPSや年齢、過去の抗がん薬使用歴の有無、既往歴（腎臓疾患の有無など）を把握します。

ここに注意！
● 高齢者やPSが低い場合は、抗がん薬の副作用の影響を受けやすく、過去の治療回数によっては腎障害が出現しやすくなる危険性があるため、考慮が必要です。

2 併用薬剤との関連

● 治療前に併用している薬剤を把握し、悪化を防ぐことが重要になります。特にメトトレキサート投与の際には、腎障害を悪化させる恐れのあるNSAIDs、利尿薬（フロセミド〈ラシックス®〉）などの使用には注意が必要です。

ここに注意！
● がん患者は疼痛コントロールを目的に、腎機能に影響を及ぼすNSAIDsなどの薬剤を使用していることが多いため注意しましょう。

- 腎障害の予防は大量補液が主となりますが、それぞれの薬剤に対する治療・予防は異なるため、薬剤に応じた予防法を理解しておくことが大切になります。

③ 治療前のケア

- 腎障害に対しては、予防が不可欠です。
- 患者には、1日1,000～1,500mLの飲水量の確保や体重・尿量測定が必要になることを事前に指導し、確実に測定が行われるようにします。
- 大量補液の影響で排尿回数が頻回となり、トイレ移動も増加するため、転倒リスクが高まることを伝えます。

> **ここがコツ！**
> - 転倒を予防するため、患者周囲の環境整備を行うとともに、患者自身にもふらつきを感じた場合などには1人で動こうとはせず、ナースコールで看護師を呼ぶよう伝えます。

④ 治療中のケア

- 体重測定は、時間や服装、食事のタイミングなど条件を決めて実施するようにします。
- 食事や飲水量の確保が困難な場合には、腎機能の悪化につながる可能性もあるため、追加の補液投与についても医師へ相談します。
- 利尿薬の使用時には、頻回の排尿による疲労感を軽減するため、尿器の設置や場合によっては尿道留置カテーテルの留置も検討します。その際には、患者に十分に必要性を説明し、同意を得る必要があります。
- 大量の輸液や利尿薬の投与により、身体の水分出納バランスが崩れ、脱水や浮腫などを引き起こす危険があります。治療中は電解質や水分出納バランスのチェックを行うことが重要です。

> **ここに注意！**
> - 腎機能が低下している患者は心機能障害を起こしやすく、「胸が苦しい」「息苦しい」などの訴えにも注意が必要です。
> - 動悸・胸痛・胸部不快感などの症状が出現したときには、心電図モニタリングに加え、すみやかに医療者へ報告するよう指導します。

（柴田陽光）

Part 5 副作用マネジメント
検査でわかる副作用 ③

肝障害

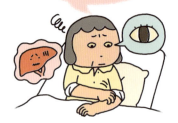

経過を理解し、つらい症状を予防し、支える！

コレだけおさえよう！
- 抗がん薬を含む、ほぼすべての薬剤で肝障害のリスクがある。
- 遅発性で無症状の場合も多いため、経時的に肝機能検査を実施する。

注意したい検査項目

検査項目	反映する肝機能	基準値
★血清アミノトランスフェラーゼ（AST/ALT）	肝細胞の障害・壊死	AST：9〜32IU/L ALT：3〜38IU/L
プロトロンビン時間（PT）	凝固能、ビタミン貯蔵	11〜15秒
血清ビリルビン（Bil）	胆汁排泄能	総ビリルビン：0.2〜1.2mg/dL 直接ビリルビン：0.5mg/dL未満 間接ビリルビン：0.8mg/dL未満
血中アンモニア（NH$_3$）	即時代謝能	12〜66μg/dL

★特に注意したい項目

症状（表1）

定義 肝臓が正常に機能しなくなっている状態。

- ほとんどの抗がん薬は肝臓で代謝を受けるため、肝代謝能を越える薬剤投与や既存の肝障害は抗がん薬による肝障害の契機となり得ます。
- 初発症状として、発熱、発疹、黄疸、瘙痒感などがありますが、無症状で検査値のみ異常となることが多くあります。

表1 有害事象共通用語規準（CTCAE、JCOG版）

有害事象	Grade 1	Grade 2	Grade 3	Grade 4	Grade 5
肝不全	―	―	羽ばたき振戦；軽度の脳症；身の回りの日常生活動作の制限	中等度から高度の脳症；昏睡；生命を脅かす	死亡

「有害事象共通用語規準v4.0日本語訳JCOG版、JCOGホームページ（http://www.jcog.jp）」より許諾を得て転載

- 自覚症状として、倦怠感、発熱、黄疸などの全身症状や、食欲不振、悪心・嘔吐などの消化器症状、皮疹や瘙痒感などの皮膚症状を伴うことがあります。
- 他覚症状として、発熱や黄疸などの全身症状に加え、肝腫大、脾腫、心窩部痛、右季肋部の圧痛などの腹部所見、皮疹などの皮膚所見などがあります。
- 肝不全を伴う場合には、高度の黄疸、腹水の貯留、全身の浮腫、肝性脳症（手指の振戦、意識レベルの低下）などの症状を呈することもあり、注意が必要です。

出現時期

- 肝障害が出現するのは、原因薬剤の投与開始後4週間以内の発症が大部分を占め、8週以内の発症がほぼ100％近くになります。
- 抗がん薬による肝障害はほとんどが中毒性であるため、過敏反応によるものは少ないです。そのため、投与開始から数週間後に発生することが多くあります。
- 抗がん薬による肝障害は、発生機序でみると①中毒性、②薬剤特異体質、③血管内皮障害の3種類に分けられます（表2）。
- 臨床的には、①肝細胞障害型、②胆汁うっ滞型、③混合型に分けられます（表3）。

表2 抗がん薬による肝障害の機序別分類

①中毒性	● 直接型 ● 間接型
②薬剤特異体質	● 薬物過敏（アレルギー） ● 異常代謝
③血管内皮障害	● **肝中心静脈閉塞症（VOD）** ● **バッド・キアリ症候群** など

- **VOD**：venoocclusive disease、肝中心静脈塞栓症。静脈閉塞性疾患を指す場合もある。
- **バッド・キアリ症候群**：肝静脈または肝部下大静脈の閉塞により、肝臓からの血流が低下して門脈圧が上昇し、門脈圧亢進に伴う脾腫、食道・胃静脈瘤、腹水などの症状を呈する疾患。

表3 抗がん薬による肝障害の鑑別

①肝細胞障害型	● アミノトランスフェラーゼの上昇が主体 ● ビリルビンや胆道系酵素の上昇は軽度 ● 通常、ALT値は正常上限の2倍以上
②胆汁うっ滞型	● ビリルビンやALP、γ-GTPなど胆道系酵素の上昇が主体 ● 通常、ALP値は正常上限の2倍以上
③混在型	● ①②両方の異常がみられる

下山達：肝障害．岡元るみ子，佐々木常雄編，改訂版 がん化学療法副作用対策ハンドブック．羊土社，東京，2015：100．より一部改変して引用

原因となりやすい薬剤 (表4、p.174 付録)

- 肝障害は、抗がん薬を含むほぼすべての薬剤で起こりうることを念頭に置く必要があります。

表4 原因となりやすい主な薬剤

分類	一般名(主な商品名)	特徴
アルキル化薬	● シクロホスファミド(エンドキサン®) ● ダカルバジン(ダカルバジン)	● アルキル化薬が肝毒性を示すことは少ないとされているが、ダカルバジンは時に急性のバッド・キアリ症候群やVODを引き起こし致命的となることもあり、注意が必要
代謝拮抗薬	● メトトレキサート(メソトレキセート®) ● フルオロウラシル(5-FU)	● 代謝拮抗薬の代謝は肝臓に依存するため、肝障害がもともとある場合には、投与量の減量が必要 ● メトトレキサートは用量依存性で肝障害を起こし、場合によってホリナートカルシウム(ロイコボリン®)によるレスキューが必要
抗がん性抗生物質	● ドキソルビシン(アドリアシン®) ● ダウノルビシン(ダウノマイシン®)	● ドキソルビシンやダウノルビシンが、単剤で肝障害を引き起こすことはまれ ● ただし、多剤または放射線併用療法を行った場合には、VODを引き起こすことがある
白金製剤	● シスプラチン(ランダ®) ● カルボプラチン(パラプラチン®)	● 通常投与量であれば脂肪肝と胆汁うっ滞が主だが、一時的で軽度であることが多い ● ただし、高用量の投与時には、肝障害に出現頻度が増すため、注意が必要
ホルモン療法薬	● アンドロゲン ● エストロゲン ● ステロイド	● 胆汁うっ滞による肝障害が特徴的

観察ポイント

1 治療開始前のアセスメント

- 血液生化学検査・血算学検査を実施し、事前に肝障害の有無を把握することが必要です。
- 感染症や手術(麻酔を含む)による肝障害の有無も確認しておきます。
- もともと飲酒量が多い、肥満、糖尿病、長期間の静脈栄養などの既往がある患者の場合は、脂肪肝との関連を検討する必要があります。
- 使用する抗がん薬については、薬理作用と予測される肝毒性(頻度・出現時期・重症度)を把握しておく必要があります。
- 肝臓で活性化される薬剤は、投与量が多ければ多いほど肝毒性の出現頻度が高くなります。

2 治療開始後のアセスメント (表5)

- 治療開始後は、肝障害の早期発見・進展予防のため、経時的に肝機能検査を実施するととも

に、黄疸や肝腫大、腹水、浮腫、悪心・嘔吐などの症状についても注意深く観察する必要があります。
- ウイルス性肝炎、抗がん薬以外の薬物性肝障害、がんの胆管系への浸潤・転移による肝障害との鑑別が必要となるため、肝機能検査、ウイルスマーカーの測定、ほかの使用薬剤のチェック、画像検査などの検査結果の確認も重要になります。

表5 肝障害の観察ポイント

観察項目	□黄疸 □肝腫大 □腹水 □浮腫 □悪心・嘔吐 の有無
検査・モニタリング	□肝機能検査 □ウイルスマーカーの測定 □画像検査 □使用薬剤の確認

看護ケア

1 対処方法

- 薬剤性肝障害は、原因となる薬剤の投与を中止すれば、すみやかに改善します。
- 一般的な治療としては、原因薬剤の投与中止・対症療法の実施が原則ですが、急性肝不全や高度の胆汁うっ滞が遷延する場合には薬物療法も行われます。
- 肝障害が起こった場合には、化学療法を継続するか中止するかの判断が必要となります。肝障害が進行性で全身状態の悪化があれば、ただちに化学療法の中止が必要になります。

1 中毒性肝障害

- 原因薬剤の投与を中止することで、90％以上の患者は発症後12週以内に治癒することが多いです。しかしながら、肝障害が12週以内に改善されないこともあります。
- 胆汁うっ滞型肝障害では、瘙痒感に対する対症療法、低脂肪食、ビタミンK補充を行います。

2 薬剤特異体質による肝障害

- ただちに原因と考えられる薬剤を中止し、グリチルリチン製剤（強力ネオミノファーゲンシー®）の投与を検討します。
- 遷延・重症化した場合には、ステロイドの使用を検討します。

3 高度肝障害の場合

- 全身の強力な支持療法を行い、血漿交換を含む肝障害の治療を検討します。
- 重篤な肝障害を招くため、回復後に同じ薬剤を再投与することは禁忌とされています。

2 セルフケア支援

- 肝障害の進行ととともに肝機能予備能力が低下するため、肝臓の庇護・異常の発見などセルフケアを行えるよう介入していく必要があります。

1 活動・休息の援助

- 適度な運動は、肝臓での糖代謝を高め、肝機能の保護につながります。しかし、肝臓の再生と修復に必要な肝血流を保持するためには、活動後に十分な休息をとることも重要であることを説明します。活動と休息のバランスを保つことの必要性を説明し、患者自身も意識して生活を送ることができるよう支援します。

2 清潔の援助

- 黄疸のある場合は皮膚の清潔に努め、瘙痒感の緩和を図ります。

> **ここに注意！**
> - 出血傾向がある場合、摩擦や圧迫、機械的刺激を避けながら清潔ケアを行いましょう。

3 排泄の援助

- 便秘によりアンモニアの血中濃度が高まると、肝臓で分解されなかったアンモニアが体内にとどまり、肝性脳症が誘発される恐れがあります。
- 排便コントロールの必要性を患者に理解してもらい、必要に応じて緩下剤を使用しながら積極的に排便コントロールをすすめ、肝性脳症を予防することが重要です p.92。

4 食事の援助

- 食事は高エネルギー、高タンパク、高ビタミンのものがよいとされます。抗がん薬投与後で食欲不振や悪心を伴う場合には、少しでも栄養状態の低下を避けられるよう、少量ずつ回数を増やして食事摂取を勧めることが大切です p.84。
- 腹水や浮腫がある場合には、食塩・水分制限が必要となることもあり、水分出納や体重の変化も考慮しながら、食事内容を変更していく必要があります。

5 心理的支援

- 肝機能の改善には期間を要する場合もあり、長期間の経過になる場合には、患者と医療者で状況を共有しながら患者の不安の軽減に努めます。
- 今後の経過に関する不安などを傾聴し、心理的な支援を継続的に行っていきます。

（柴田陽光）

文献
1. 岡元るみ子, 佐々木常雄編：改訂版 がん化学療法副作用対策ハンドブック. 羊土社, 東京, 2015.

Part 5 副作用マネジメント
検査でわかる副作用 ④

肺障害（間質性肺疾患）

経過を理解し、つらい症状を予防し、支える！

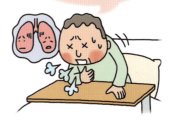

コレだけおさえよう！
- 間質性肺疾患は症状が急激に悪化することがあり、異常時はただちに医師へ報告する。
- わずかな症状の変化も見逃さないよう、毎日注意して観察することが患者の予後を左右する。

注意したい検査項目

項目	基準値
★KL-6	499U/mL以下
LDH	120〜240U/L
SP-D	110ng/mL以下
CRP	0.3mg/dL以下
好酸球数	450μ/L

★間質性肺疾患の血清マーカーとして特に重要

症状（表1）

定義 抗がん薬投与中に起きた呼吸器系の障害のなかで、抗がん薬と関連のあるもの。

- 抗がん薬による重大な副作用に間質性肺疾患があり、重篤化すると致死的な経過をたどる場合もあります（図1）。
- 息切れ、呼吸困難感、乾性咳嗽、発熱、倦怠感などの症状が現れます。

表1 有害事象共通用語規準（CTCAE、JCOG版）

有害事象	Grade 1	Grade 2	Grade 3	Grade 4	Grade 5
肺臓炎	症状がない；臨床所見または検査所見のみ；治療を要さない	症状がある；内科的治療を要する；身の回り以外の日常生活動作の制限	高度の症状がある；身の回りの日常生活動作の制限；酸素を要する	生命を脅かす；緊急処置を要する（例：気管切開／挿管）	死亡

「有害事象共通用語規準v4.0日本語訳JCOG版, JCOGホームページ（http://www.jcog.jp）」より許諾を得て転載

図1 間質性肺疾患の胸部CT画像

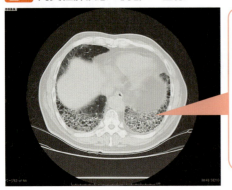

間質性肺疾患では、炎症により滲出液がたまる肺胞は白く（すりガラス状）、炎症が波及しない気管支は黒く描出される

出現時期、原因となりやすい薬剤

- 出現時期にはばらつきがありますが、間質性肺疾患発症症例の約半数が治療開始後1か月以内に出現しています。しかし、それ以降の出現もあるため、注意が必要です。
- 間質性肺疾患の原因となりやすい薬剤を表2に示します　p.174 付録。

表2 間質性肺疾患の原因となりやすい薬剤

一般名（主な商品名）	
● ブレオマイシン（ブレオ®）	● ゲフィチニブ（イレッサ®）
● ゲムシタビン（ジェムザール®）	● エルロチニブ（タルセバ®）
● メトトレキサート（メソトレキセート®）	● エベロリムス（アフィニトール®）
● ペメトレキセド（アリムタ®）	● アファチニブ（ジオトリフ®）
● ビノレルビン（ナベルビン®）	● ニボルマブ（オプジーボ®）

観察ポイント

- 症状の早期発見・早期対処が重篤化を防ぎ、予後を左右します。わずかな症状の変化も見逃さないよう、毎日注意して観察することが大切です。

1 自覚症状の問診、観察

- 呼吸困難感、息切れ、乾性咳嗽、発熱の自覚症状を問診するとともに、客観的に観察します。

ここがコツ！

- 以下のような聞きかたをすると、患者から症状の有無を引き出しやすくなります。

　息が苦しい感じはありますか？
　体がだるくて疲れやすい感じはないですか？
　乾いたような咳は出ますか？
　走ったあとや階段を上がったときのように、息が切れる感じはありますか？

2 SpO₂の観察

- 経皮的動脈血酸素飽和度（SpO₂）の低下の有無を観察します。
- SpO₂値が通常時より5以上低下する場合、またはSpO₂≦90％の場合、少しの労作でも容易にSpO₂が低下する場合は、すぐに医師に報告します。

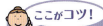

- ベルクロ・ラ音は、肺底部で吸気時に聴取されることが多いです。

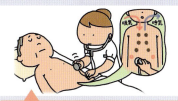

聴診部位	音の特徴
主に肺底部	吸気の後半に「バリバリ・パリパリ」と聞こえる

3 ベルクロ・ラ音の聴取

- 呼吸音聴診時、捻髪音の1つである**ベルクロ・ラ音**がないか、注意して観察します。

- **ベルクロ・ラ音**：fine crackle（ファインクラックル）、捻髪音。マジックテープ（Velcro®）を剥がすようなバリバリ・パリパリという音。

看護ケア

- 症状出現時は、ただちに医師に報告します。
- 抗がん薬により間質性肺疾患を発症した場合、原因となる抗がん薬を用いた治療を中止します。また、必要に応じてステロイドや酸素投与を行います。
- 間質性肺疾患は、症状が急激に悪化することがあり、慎重な対応が必要です（図2）。感染が発症の引き金となることもあります。そのため、日ごろから手洗い・含嗽をし、人の多い場所に行くときはマスクをするなど、感染予防行為を習慣づけるような指導が大切です。
- 発症後は、呼吸困難感軽減のため、安楽な体位の調整をし、労作を少なくするために日常生活動作の介助を行います。また、必要に応じて尿道留置カテーテルを留置し、安静が保てるようにします。

（小泉智子、加藤小巻、財津清香）

図2 間質性肺疾患が疑われた場合の対応

観察ポイント	対応
● バイタルサイン、SpO₂、呼吸数の観察 ● 胸部の聴診 ● 呼吸困難感の程度 ● 白血球数、CRPの確認 ● KL-6値の確認 ● 胸部X線、CT検査の実施	● ただちに医師に報告 ● モニター装着 ● 酸素吸入の準備 ● 点滴の準備 ● 労作を少なくするようADLの介助 ● 必要に応じて、尿道留置カテーテル挿入など安静を保つための処置

Part 5 副作用マネジメント
検査でわかる副作用 ⑤

心毒性

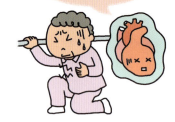

経過を理解し、つらい症状を予防し、支える！

コレだけおさえよう！

- 心毒性は、一部の薬剤を除いて、不可逆性であると生命に危機が及ぶ重篤な症状となる。
- バイタルサインと水分出納バランスに注意し、症状出現時はすぐに医師に報告する。

注意したい検査項目

項目	判断ポイント
心電図	不整脈の有無
BNP	心不全の重症度をみる
胸部X線	心胸郭比（CTR）拡大の有無
心臓超音波検査	左室駆出率（LVEF）が50％以下のケースはレジメンを変更するなどの対策が必要

Word
- BNP：brain natriuretic peptide、脳性ナトリウム利尿ペプチド。

症状（表1）

定義 抗がん薬により心臓のポンプ機能が低下する状態。

- 最近は、患者の高齢化や重複がん患者、分子標的治療薬の開発などにより、心毒性のマネジメントは重要になっており、投与前のアセスメントと適切な処置が必要な有害事象です。
- 特に投与サイクルを重ねてくり返す治療法は、総投与量を換算したうえで継続する必要があります。アントラサイクリン系薬のドキソルビシン（アドリアシン®）はその代表薬剤であり、500mg/m^{2}を超えると心筋障害を併発する危険度が高くなります。

表1 有害事象共通用語規準（CTCAE、JCOG版）

有害事象	Grade 1	Grade 2	Grade 3	Grade 4	Grade 5
心不全	症状はないが、検査値（例：BNP［脳性ナトリウム利尿ペプチド］）や画像検査にて心臓の異常がある	軽度から中等度の活動や労作で症状がある	安静時またはわずかな活動や労作でも症状があり重症；治療を要する	生命を脅かす；緊急処置を要する（例：持続的静注療法や機械的な循環動態の補助）	死亡

「有害事象共通用語規準v4.0日本語訳JCOG版、JCOGホームページ（http://www.jcog.jp）」より許諾を得て転載

- 自覚症状として、動悸、息切れ、呼吸困難、胸部痛、咳嗽、不整脈、頻脈、徐脈、浮腫、体重増加、尿量低下、意識レベルの低下などがありますが、初期は無症状のこともあります。

出現時期、原因となりやすい薬剤

- 投与後〜数日に一過性に出現する「急性毒性」と、数日から数週間後に出現する「亜急性毒性」、数か月以降に起こる「慢性毒性」に分けられます。
- 抗がん薬による心毒性の多くは不可逆性の作用が多いです。
- 心毒性の原因となりやすい薬剤を表2に示します p.174 付録。
- **アントラサイクリン系薬**：用量依存性であり、総投与量の上限を超えると併発することが知られています（表3）。
- **トラスツズマブ**：可逆性であり、休薬などで心機能が改善し、再投与が可能となる場合もあります。
- **アルキル化薬、微小管阻害薬（タキサン系）**：心臓の自動調律や刺激伝導系に作用します。

観察ポイント

1 治療前のアセスメント

- **既往歴**：不整脈、冠動脈疾患、高血圧、糖尿病などには注意し、疾患がコントロールされている状態か、病気への理解があるか確認する。
- **化学療法、放射線療法の治療歴**：アントラサイクリン系薬レジメンの投与歴のある患者は、総投与量をカウントする。また、胸部への放射線治療歴の有無も確認する。

2 治療中のアセスメント（表4）

- 治療開始後はバイタルサイン、SpO_2、体重、尿量や自覚症状に注意します。
- レジメンにより、治療が長期にわたることもあるため、定期的な血液検査、心電図、心臓超音波検査、胸部X線画像の確認も必要です。
- 心疾患の既往のある患者は、心電図モニターを装着しながら投与し、不整脈の出現に注意します。
- 無症状のケースもありますが、動悸や咳嗽、労作時呼吸困難、頻脈、手足の冷感などに注意します。

表2 心毒性の原因となりやすい薬剤

分類	一般名 (主な商品名)	心不全	心筋症	不整脈	心筋虚血/梗塞	心膜炎	その他
抗がん性抗生物質(アントラサイクリン系薬ほか)	ドキソルビシン (アドリアシン®)	●(うっ血性) (≧400mg/m² でリスク増大)	●	心室性期外収縮			急性・亜急性心筋障害 (不整脈、心不全)
	ダウノルビシン (ダウノマイシン®)	●	●			●	心電図異常、心筋炎
	エピルビシン (ファルモルビシン®)	●		上室性頻拍			心筋炎、心電図異常
	イダルビシン (イダマイシン®)	●				●	心筋炎
	ミトキサントロン (ノバントロン®)			不整脈	● (≧160mg/m² でリスク増大)	●	
	マイトマイシンC (マイトマイシン)	● (≧30mg/m²で リスク増大)					
	ブレオマイシン (ブレオ®)				●	●	
トポイソメラーゼⅡ阻害薬	エトポシド (ベプシド®、ラステット®)				●		冠動脈スパズム
アルキル化薬	シクロホスファミド (エンドキサン®)	●		不整脈		●	汎心筋炎、急速拘束性心筋症、心嚢液貯留
	イホスファミド (イホマイド®)	● (≧6.25~ 10g/m³で報告)		上室性不整脈、洞徐脈、ST-T変化			
白金製剤	シスプラチン (ランダ®)	●		心房粗動			虚血性心臓病、晩期障害として高血圧
微小管阻害薬	パクリタキセル (アブラキサン®、タキソール®)			洞徐脈、房室ブロック	● (心筋虚血のみ)		低血圧
	ドセタキセル (タキソテール®)			不整脈			浮腫・腔水症
	ビンクリスチン (オンコビン®)				●		
代謝性拮抗薬	フルオロウラシル (5-FU)			上室性・心室性不整脈	●		
	シタラビン (キロサイド®)	●		洞徐脈		●	狭心症
	カペシタビン (ゼローダ®)						虚血性心疾患
	メトトレキサート (メソトレキセート®)			不整脈	●		
	フルダラビン (フルダラ®)						低血圧、狭心症
分子標的治療薬・その他	トラスツズマブ (ハーセプチン®)	●(うっ血性)	●				
	リツキシマブ (リツキサン®)			不整脈			低血圧、血管浮腫
	トレチノイン (ベサノイド®)				●		心嚢液貯留、レチノイン酸症候群
	亜ヒ酸 (亜酸化窒素、笑気ガス)			QT延長			Torsades de pointes
	イマチニブ (グリベック®)	●					心嚢液貯留、浮腫

表3 アントラサイクリン系薬の総投与量の上限

抗がん薬	主な適応症	総投与量の上限	ドキソルビシン換算
ドキソルビシン	悪性リンパ腫、乳がん、肺がん、尿路上皮がん	500 mg/m^2	1
ダウノルビシン	急性白血病	25 mg/kg	×3/4
エピルビシン	乳がん、卵巣がん、胃がん	900 mg/m^2	×1/2
ピラルビシン	頭頸部がん、胃がん、悪性リンパ腫	950 mg/m^2	×1/2
ミトキサントロン	急性白血病、悪性リンパ腫	160 mg/m^2	×3

心臓・胸部放射線療法例は総投与量を低くする（ドキソルビシンに換算して300 mg/m^2）

表4 心毒性の観察ポイント

観察項目	□バイタルサイン □SpO$_2$ □体重 □尿量 □自覚症状
検査・モニタリング	□血液検査 □心電図 □心臓超音波検査 □胸部X線画像

ココを観察！

看護ケア

- 心疾患を既往にもつ患者は、すでに行っている服薬管理や食事・運動療法を怠らず、化学療法と並行して行っていくことが必要です。
- 心不全症状（頻脈、動悸、息切れ、呼吸困難、下肢浮腫、咳嗽、肺雑音など）が出現した際は、すみやかに医師に報告します。
- ハイドレーション（大量補液）などによる心不全を予防するために、バイタルサイン・体重測定と水分出納（in/out）バランスは重要です。
- 心毒性は高血圧を合併する頻度が高く、患者には通院中の血圧測定を指導します。
- 心毒性の起こりやすい薬剤という点を患者に十分説明しておきます。

（縄野一美）

文献
1. 医薬品インタビューフォーム各種.
2. 畠清彦編：がんの薬物療法マニュアル第2版. 中外医学社, 東京, 2014.
3. 三浦佳代, 齋藤光江：心毒性. 月刊ナーシング 2016；36（2）：30-35.
4. 新田英昭：化学療法の合併症対策. レジデント 2015；8（11）：98-107.

Part 5 副作用マネジメント
検査でわかる副作用 ⑥

高血圧

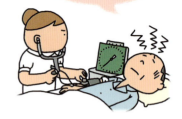

経過を理解し、つらい症状を予防し、支える！

コレだけおさえよう！

- 自覚症状がないことが多いため、投与中から血圧の状況を確認することが大切。
- 血圧の急上昇や、頭痛、けいれんなどが生じた場合はすぐ病院へ連絡するよう指導する。

注意したい検査項目

項目	基準値
血圧（安静時）	150／100mmHg以上持続
タンパク尿＊	1＋（モニタリングしながら投与可能）、2＋〜3＋（休薬、ただし2＋で2.0g／24時間以下の場合は投与可能）

＊ベバシズマブ、ラムシルマブの場合

症状（表1）

定義 一般的に、血圧が（収縮期）140／（拡張期）90mmHg以上持続する状態。

- 臨床的には、安静時血圧が150／100mmHg以上持続することで、高血圧を発症していると判断します。
- 化学療法における分子標的治療薬の血管新生阻害作用により、徐々に血圧が上昇して高血圧状態を呈します。
- 血圧が上昇すると頭痛、眩暈、嘔気などの症状を引き起こします。しかし、血圧が上昇してもその症状を自覚しないことが多くあるため、定期的に血圧測定を行っていくことが必要です。
- 血圧が高い状態が長期間持続することで、血管への負担がかかり、動脈硬化を引き起こします。動脈硬化が進むと血管が脆弱になり、脳内出血を引き起こしたり、血栓などを生じ脳梗塞や心筋梗塞など重篤な疾患を引き起こす可能性もあり、早期対応が必要となります。また、昇圧症状（頭痛、眩暈、悪心など）の出現により、患者がつらい思いをすることになります。
- 高血圧が一時的な症状なのか、抗がん薬による副作用として現れているのか判断することが重要です。
- まれではありますが、血圧コントロールが不良で、安静時血圧が180／110mmHg以上と急激に上昇した場合、**高血圧クリーゼ**となる場合があります。

表1 有害事象共通用語規準（CTCAE、JCOG版）

	Grade 1	Grade 2	Grade 3	Grade 4	Grade 5
高血圧	前高血圧状態（収縮期血圧120-139mmHgまたは拡張期血圧80-89mmHg）	ステージ1の高血圧（収縮期血圧140-159mmHgまたは拡張期血圧90-99mmHg）；内科的治療を要する；再発性または持続性（≧24時間）；症状を伴う＞20mmHg（拡張期圧）の上昇または以前正常であった場合は＞140/90mmHgへの上昇；単剤の薬物治療を要する	ステージ2の高血圧（収縮期血圧≧160mmHgまたは拡張期血圧≧100mmHg）；内科的治療を要する；2種類以上の薬物治療または以前よりも強い治療を要する	生命を脅かす（例：悪性高血圧、一過性または恒久的な神経障害、高血圧クリーゼ）；緊急処置を要する	死亡

「有害事象共通用語規準v4.0日本語訳JCOG版，JCOGホームページ（http://www.jcog.jp）」より許諾を得て転載

- 緊急の高血圧クリーゼは、肺水腫、脳浮腫・出血（脳ヘルニアや脳症へ進展）、腎障害、解離性大動脈瘤など重篤な合併症につながる可能性があります。

Word
- 高血圧クリーゼ：血圧が急激に上昇した際、激しい頭痛、眩暈、悪心、極度の不安感、息切れ、鼻血などの症状をともなうことがあり、緊急処置を要する。

出現時期

- 高血圧の出現時期としては、投与中から一時的に血圧が上昇することがあります。
- 抗がん薬の影響による場合、多くは4か月以内に徐々に血圧が上昇してきます。

原因となりやすい薬剤 (表2、p.174 付録)

1 分子標的治療薬

- 抗VERFRモノクローナル抗体薬（血管新生阻害薬）は、がんが増殖するために新たに血管を形成するための血管内皮増殖因子（VEGF） p.128 Wordという物質の動きを抑制することで、血管新生を起こさないようにします。しかし、抗がん薬は正常な細胞にも影響を及ぼすため、血管へも影響を及ぼし血圧が上昇してくることになります。

表2 高血圧の原因となりやすい薬剤

分類	一般名（主な商品名）
抗VERFRモノクローナル抗体薬	● ベバシズマブ（アバスチン®） ● ラムシルマブ（サイラムザ®）
VEGFR阻害薬	● スニチニブ（スーテント®） ● ソラフェニブ（ネクサバール®） ● レゴラフェニブ（スチバーガ®）

高血圧

- VEGFR阻害薬（マルチキナーゼ阻害薬）は、腫瘍増殖と腫瘍進行にかかわる重要な機序のシグナル伝達を標的としています。その1つに血管新生阻害作用があり、結果として血圧が上昇します。

② 一時的な血圧上昇の原因

- 一時的な血圧上昇は、ステロイドの影響が考えられます。
- 抗がん薬の副作用予防として、ほとんどのレジメンでステロイドが投与されています。ステロイド投与後、数日から数週間血圧が上昇することがあります。これはステロイドが血中のナトリウムを貯留する作用をもつため、その影響で血圧を高めてしまうことがあるからです。
- シスプラチンなど腎毒性のある抗がん薬を投与する場合は、尿量を確保するために腎血流量を増やし、大量に輸液投与・排泄を促すので、血管内の血流量が増え、一時的に血圧が上昇することもあります。

観察ポイント

- 高血圧は、自覚症状がないことがほとんどです。そのため、投与中から血圧の状況を知ることが大切になってきます。
- 投与中より血圧が上昇することがあるため、投与前・投与中・投与後の血圧を測定しておくことが必要です。

> **ここがコツ！**
> - 自覚症状が現れる場合もあるので、頭痛、頭重感、眩暈、悪心などの症状がないか、投与中から観察しましょう。

看護ケア

① 薬物療法

- 高血圧が持続する場合は、降圧薬が処方されます。特に、ベバシズマブによる高血圧は出現機序が明確ではありませんが、VEGFがレニン－アンジオテンシン系、特にアンジオテンシンⅠおよびⅡ受容体に介して血圧にかかわっていると考えられています。
- 国内では、カルシウム拮抗薬（アムロジピン〈ノルバスク®〉、ニフェジピン〈アダラート®〉など）、**ARB**（カンデサルタン シレキセチル〈ブロプレス®〉、テルミサルタン〈ミカルディス®〉、アジルサルタン〈アジルバ®〉など）などが処方されることが多いです。

> **Word**
> - **ARB**：angiotensinⅡ receptor blocker、アンジオテンシンⅡ受容体拮抗薬。

2 セルフケア支援

- 患者には自宅で測れる血圧測定器を購入してもらい、自宅での血圧測定を指導します。
- 起床時と朝食前の血圧を基準とすることが多いですが、患者の日常生活にあわせて毎日「同じ時間に同じ体勢、同じ条件」で測定できればよいことにしています。
- 頭痛、頭重感、眩暈、悪心などの症状がある場合は、追加測定を行うよう指導し、測定した数値はメモしておくことも指導します。症状が持続する場合や血圧の変動、急激な血圧上昇、身体的症状がある場合は、すぐに病院に連絡するよう指導します。
- 当院では血圧上昇が考えられる治療の場合、血圧手帳（図1）を配布し、血圧測定の結果を手帳につけてもらうよう指導しています。その手帳を外来時に医師へ見せてもらい、降圧薬が必要かどうか判断する材料とします。
- 血圧手帳を用いて患者自身に血圧管理をしてもらうようにしていますが、記録媒体や方法は患者自身が自己管理しやすい方法を一緒に検討していきます。
- 一般的な高血圧と治療による高血圧では機序が異なるので、食生活などの一般的な生活指導は特に行っていません。

ここがコツ！
- 血圧は常に変動しているものなので、そのときの数値のみで判断せずに、継続的にみていくよう伝えましょう。

（小笠原麻衣子）

図1 血圧手帳の記入方法

毎日「同じ時間・体勢・条件」で、以下を記入してもらう
- 測定日時　● 血圧値　● 脈拍数

記入例

日付		時刻	血圧	脈拍数
2013年 7/7	朝	6 : 30	170/90	83
	昼	11 : 25	140/88	93
	夜	22 : 30	140/78	80
	朝	:		

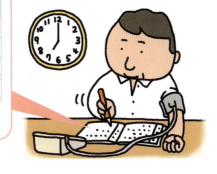

文献
1. 添付文書，医薬品インタビューフォーム各種．

Part 5 副作用マネジメント

代表的なレジメンと看護ケア ①

XELOX＋ベバシズマブ

経過を理解し、つらい症状を予防し、支える！

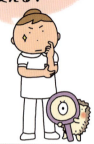

レジメンをおさえよう！

対象疾患	大腸がん
位置づけ・目的	切除不能な進行・再発・転移性大腸がんのファーストライン治療として用いられる
抗がん薬	●オキサリプラチン（エルプラット®）┐ ●ベバシズマブ（アバスチン®）　├ XELOX（※ベバシズマブはXELOXの枠外） ●カペシタビン（ゼローダ®）　┘
実施方法	入院・外来
投与経路	●オキサリプラチン、ベバシズマブ：点滴静注 ●カペシタビン：経口（内服）

※抗がん薬の「オキサリプラチン」と「カペシタビン」がXELOX

ケアのポイント
- 急性と遅発性の末梢神経障害、治療による高血圧の出現について理解し、指導する。
- 手足症候群や下痢出現時の対応について指導する。

投与スケジュール・投与経路（がん研究会有明病院の場合）

	薬剤	日	1	1（夕）	2〜15（朝）	15（夕）〜21
前投薬 アレルギーを抑える	ポララミン＋ファモチジン （5mg＋20mg）		約5分			
前投薬 悪心を抑える	パロノセトロン＋デキサメタゾン （0.75mg＋6.6mg）		15分			
	ベバシズマブ （7.5mg/kg）		90分（初回）、60分（2回目） 30分（3回目〜）			休薬
	オキサリプラチン （130mg/m²）		120分	保湿剤 （1日3回以上塗布）		
	カペシタビン （2,000mg/m²）/日				1日2回 14日間 朝夕食後	

5％ブドウ糖液*（ルートをフラッシュ）

*塩基性の生理食塩液ではオキサリプラチンが分解されるリスクがある

レジメンの理解

1 レジメンの特徴

- XELOX＋ベバシズマブ療法は、FOLFOX6＋ベバシズマブ療法（フルオロウラシル＋レボホリナートカルシウム＋オキサリプラチン）のフルオロウラシル46時間持続点滴を、経口薬のカペシタビン14日間投与に置き換えた療法です。

- インフューザーポンプによる長時間に及ぶ持続点滴静注から開放されたメリットはありますが、カペシタビンを毎日服用できない場合は治療強度が下がってしまうというデメリットがあります。服薬状況の確認が大切です。

2 投与スケジュール

- 1日目にオキサリプラチンとベバシズマブを点滴投与し、その夜からカペシタビンの内服を14日間続け、1週間休薬して1クールとなります。

3 治療にあたり考慮すること

- オキサリプラチンの治療継続により、末梢神経障害が出現してくる特徴があります。そのため、患者のその後の生活を考えたうえで、治療法を決定しなければなりません。
- ベバシズマブの副作用として血圧上昇、血管系の障害を引き起こす場合があるので下記の点を確認します。
  - 患者が1か月以内に手術を受けていないか。
  - 抗凝固薬を内服していないか。
  - 血栓などの病気にかかっていないか。
  - 高血圧の既往がないか。

副作用（表1）

- このレジメンでは3剤を併用するため、それぞれの副作用が複雑に絡まって出現することがあります。それぞれの副作用の初期症状を把握し、適切にケア・指導をしていくことが必要となります。
- 共通事項として、抗がん薬全般に消化器症状や骨髄抑制は出現します。

表1 XELOX＋ベバシズマブで起こりうる副作用

薬剤	副作用症状
オキサリプラチン	寒冷刺激による神経症状、しびれ、咽頭違和感、アレルギー、骨髄抑制、肝障害、倦怠感、便秘・下痢、悪心
ベバシズマブ	高血圧、出血、タンパク尿、血栓、消化管穿孔、創傷治癒遅延、インフュージョンリアクション
カペシタビン	悪心、食欲低下、口内炎、下痢、手足症候群

1 オキサリプラチン

- 主な症状として、末梢神経障害があります。神経症状にも早期に現れるものと、晩期に現れるものの2種類があります p.100 。

1 早期末梢神経障害

- 早期に現れるものとしては、寒冷刺激によるしびれがあります。これは冷たいものに触れると、その部分がピリッと電気が走ったようにしびれます。そのため、冷たい飲みものや水道、冷風などにあたるとしびれを感じます。
- 投与中から、点滴をしている腕がぴりぴりとしびれるような痛みを伴うことがあります。

2 晩期末梢神経障害

- オキサリプラチンの治療を継続していくと、徐々に薬剤が体内に蓄積され、指先が常にしびれている状態になってきます。そうすると指先の細かい作業などが困難になり、足の感覚も鈍くなるため、転倒しやすくなることもあります。

3 アレルギー

- オキサリプラチンを数回投与したあとにアレルギーが起こることもあるため、投与中・投与後は気分不快や悪心、身体のかゆみ、息苦しさ、発熱など軽度のアレルギーを見逃さないよう注意が必要です。

2 ベバシズマブ

- ベバシズマブは血管系の副作用が主として挙げられ、投与中から血圧が上昇する場合があります。投与中は上昇しなくても、治療を継続していくにつれ、徐々に血圧が上昇してくるケースもあります。血圧が上昇した場合、降圧薬を処方し治療を継続しますが、タンパク尿が出てきた場合はベバシズマブの中止を検討します。
- 血管新生を阻害するため、傷が治りにくくなったり、鼻などの粘膜からの出血が起こりやすくなります。急性の副作用として、インフュージョンリアクション（IR） p.46 のリスクがあるため、初回投与は90分かけて行います。
- 重篤な副作用として、動脈や静脈に血栓を生じたり、消化管穿孔を引き起こすことがあります。血栓を生じた場合は、急激に手や足に浮腫が起こり、赤黒く皮膚が変調してきます。また、その部分に痛みを感じることがあります。
- 血栓ができるのが上下肢だけではなく、脳や心臓に生じると脳梗塞や心筋梗塞に至るため、その初期症状にも注意が必要です。
- 消化管穿孔は激しい腹痛が起こるので、すぐに対応が必要です。

3 カペシタビン

- カペシタビンの主な副作用としては、手足症候群が出現します。手足症候群とは、字の通り手と足の皮膚に症状が出てくることで、手拳や足裏・指先に発赤やチクチクしたりヒリヒリしたりするなどの症状があります。また、皮膚にひび割れや水泡などを生じることもあります p.104 。
- 消化器症状として悪心や食欲低下、粘膜障害として口内炎や下痢なども出現します。

出現時期(図1)

❶ 投与中〜24時間以内

- 抗がん薬の副作用は、点滴投与中から出現することがあります。
- **高血圧**：ベバシズマブは投与中から血圧が上昇することがあります。副作用予防のステロイドを投与することでも、一時的に血圧が上昇することもあるため、血圧の観察が必要となります p.144 。
- **IR**：投与中から24時間以内に出現することがあるため、注意が必要です。早期に出現する悪心などもあるため、当日から副作用をみていくことも必要です。
- **オキサリプラチンの急性末梢神経障害**：投与中から出現するため、点滴開始とともに末梢点滴側の腕に痛みや重だるさが出現し、投与後2〜3日持続します。咽頭や喉頭が締めつけられる感じや異和感が出ることもあり、食事開始時に顎が開きにくくなることがあります。
- **寒冷刺激による末梢神経障害**：投与中から5日間ほど持続しますが、徐々に軽減してきます。

❷ 投与1日〜10日後

- **便秘・下痢**：抗がん薬による便秘が出現してくるため、1〜3日間は便秘傾向となることが多くあります。その後、カペシタビン内服による粘膜障害が出現してくるため、7〜10日後には下痢傾向になることがあります。
- **食欲不振・倦怠感**：3日目以降に食欲不振や倦怠感などが出現し始め、5〜7日目あたりをピークに増強し、それ以降は軽減してきます。
- **口内炎**：5日目以降になると、カペシタビンによる口内炎を発症しやすくなります。

❸ 投与後2週間以降

- **手足症候群**：カペシタビンによる手足症候群は、2週目以降に出現することが多く、手掌や

図1 代表的な副作用の出現時期

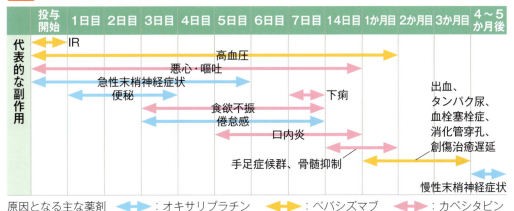

- 足底の発赤や疼痛などが現れますが、内服期間が終了すると徐々に軽減してきます。
- **その他**：身体的な自覚症状以外でも、血液検査を行わなければわからない副作用もあります。2週目になると骨髄抑制により白血球や血小板、好中球が低下してきます。同時に肝機能への影響もあり、胆道系酵素が上昇してくることがあります p.67 図。

観察ポイント

- ほとんどの場合、外来での通院治療であり、患者自身による観察ポイントでもあります。

1 投与中～当日

- 副作用の観察は、点滴投与中から必要になります。点滴投与中は血圧の上昇がないか、IRが出現していないか、早期発見につながる観察が大切です（表2）。

表2 投与中に観察したいポイント

観察項目	主なポイント
血圧	□ベバシズマブ投与前後の血圧測定は必要で、その後も定期的に血圧を測定する
IRの出現	□呼吸困難　　□皮膚症状の変化の有無　　□24時間以内の発熱の有無 □SpO_2　　□気分不快の有無
点滴刺入部	□血管外漏出の有無　　□逆血の有無（点滴更新時に毎回）　　□自然滴下の有無
末梢神経症状	□点滴投与側の腕のしびれ、疼痛の有無

2 投与2日目以降

1 粘膜障害

- 5日目以降は特に口内炎が発症しやすい時期になるので、口腔内の観察も十分行います。
- カペシタビンの粘膜障害が出現してくるのが2週目以降となるため、排便状況も確認します。排便回数・性状を確認し、通常の排便回数よりも4回以上排便がある場合は、粘膜障害が出現してきているとみなします。

2 手足症候群

- 手足症候群の出現にも早期発見が必要で、特に手掌が赤くなっていないか、テカテカと光沢を帯びた発赤が出現していないか、手足の皮が剥がれていないかなども観察します。
- 症状が軽度で済む患者もいれば、症状が強く出る患者もおり、強い副作用の場合は手指の皮がすべて剥けてしまう患者もいたり、乾燥してひび割れを起こしている患者もいます。特に、指関節のしわなどは、あかぎれのように割れてしまう患者もいるため、細かいところまでの

観察が必要です p.104 。

3 全身状態

- 腹部状態を観察し便秘になっていないか、悪心や食欲不振の有無、倦怠感の有無などを確認していきます。

看護ケア

1 高血圧

- ベバシズマブの副作用で出現する高血圧は、投与中から血圧が上昇することがあります。また、治療を何度か続けていくうちに上昇してくる患者もいます。
- 血圧が上昇しても自覚症状を伴わない方がほとんどなので、患者には自宅でも血圧を測定してもらい、血圧管理を行ってもらうよう指導します p.146 。

2 末梢神経障害

- オキサリプラチンの副作用には末梢神経障害があるため、投与時から寒冷刺激は控えるよう指導します。飲料水などは常温を用いるよう説明し、外気温やエアコンの冷風によってもしびれをきたすため、日常生活についてイメージしやすいよう伝えていきます p.103 。
- オキサリプラチンを継続していくと、徐々に末梢神経障害が出現してきます。ボタンの付け外しや経口薬をシートから取り出すことが困難になったり、箸やものを書くことが困難になってくる患者もいます。その際は、薬剤の減量や休薬などの対象となってくるため、継続した観察が必要となります。
- 足部のしびれも出現してくるため、患者は厚手の靴下を履いているように感覚が鈍くなることがあります。そのため足を負傷しても気づかなかったり、転倒の要因にもつながるため、十分に注意するよう指導します。

ナースの視点
- 外来治療で続けていく患者がほとんどのため、冬の帰院時には防寒具を用意しておくよう指導します。外気温が低いと、呼吸時に咽頭違和感など感じることがあるため、マスクの使用を勧めることがあります。

3 手足症候群

- 保湿剤などで手足の乾燥を予防することが大切です p.106 。保湿剤は1日3回以上塗布します。
- あまり症状が強い場合は、薬剤を減量したり、休薬をすることがあります。

ここに注意！
- 特に男性はあまりハンドクリームなどを使用することが少ないため、少量しか塗らない患者もいます。しっかり十分な量を塗布するよう説明しましょう。

④ 粘膜障害

- 粘膜障害を起こすことがあるため、排便回数が多い、下痢傾向の場合は止痢薬の使用方法を指導します。
- 基本的に、通常の排便回数よりも4回以上排便がある場合、泥状便に傾いているなどの場合は止痢薬を内服してもらいます。内服後4時間経過しても症状が軽快しない場合はもう1錠追加、さらに4時間後も同様の場合は2錠内服してもらいます。それでも下痢が落ち着かない場合は病院に連絡し、医師の指示を仰ぐよう指導します p.86 。

⑤ 骨髄抑制

- 治療2週目には骨髄抑制の期間に入るため、含嗽・手洗いを十分行い、人ごみに出かける際はマスクを使用するなど感染予防を指導します。生ものを控えて、なるべく加熱されているものを摂取するようにします p.125 。
- もし、骨髄抑制のリスクがある期間に発熱などが起きた場合は、好中球が減少したことによる発熱なども考えられるため、抗菌薬と解熱鎮痛薬の内服について指導しておきます。抗菌薬を内服して3日間経っても発熱が治まらない場合は、病院に連絡するよう指導します。
- 上記のほか、食事や水分を十分に摂取できない、出血が治まらない、尿が出にくく手足がむくんできた、激しい腹痛があるなど異常が出たら、がまんせずに病院に連絡するよう指導します。
- 骨髄抑制による血小板数の低下やベバシズマブ特有の副作用から出血しやすくなり、鼻出血や口腔内からの出血も予測されるため、鼻を強くかまない、硬い歯ブラシは控え、やわらかい歯ブラシへ変更してもらうよう説明します。

⑥ カペシタビンの服薬指導

- カペシタビンは食後30分以内の服用が基本で、空腹時に内服すると副作用が増強する可能性があります。そのため、悪心や食欲不振で食事摂取量が低下した場合は、無理に内服しないよう説明します。
- 食事量のめやすは、通常摂取している量の3割に達しなければ、内服をスキップするよう説明し、スキップした薬剤は継続して内服しないよう指導します。カペシタビンの内服期間はきっちり14日間で、薬剤が余っても14日間で終了することをよく説明しておきます（図2）。
- スキップ分の薬剤は保管しておき、内服できなかった理由をメモして外来時に医師へ伝えてもらうようにします。

図2 カペシタビン内服時のポイント

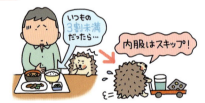

ここに注意！

- カペシタビンの内服は「きっちり14日間」です。
- もし、内服することを忘れてしまった場合、すぐに気づいたら内服しても構いませんが、あまり時間が過ぎてしまっている場合は1回分スキップとし、次回内服時に2回分内服しないよう伝えましょう。

（小笠原麻衣子）

Part 5　副作用マネジメント
代表的なレジメンと看護ケア ②
R-CHOP

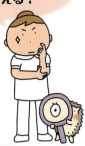
経過を理解し、つらい症状を予防し、支える！

レジメンをおさえよう！

対象疾患	非ホジキンリンパ腫
位置づけ・目的	CD20陽性非ホジキンリンパ腫の1次治療として選択
抗がん薬	● リツキシマブ（リツキサン®） ● シクロホスファミド（エンドキサン®） ● ドキソルビシン（アドリアシン®） ● ビンクリスチン（オンコビン®） ● プレドニゾロン
実施方法	初回は入院、2サイクル目からは外来
投与経路	● プレドニゾロン：点滴静注／経口（内服） ● その他すべて：点滴静注

ケアのポイント
- 分子標的治療薬のリツキシマブはインフュージョンリアクション（IR）が必発するため、出現時の対応と観察が重要。
- 多剤併用のため、各薬剤の特徴を理解する。

投与スケジュール・投与経路（がん研究会有明病院の場合）

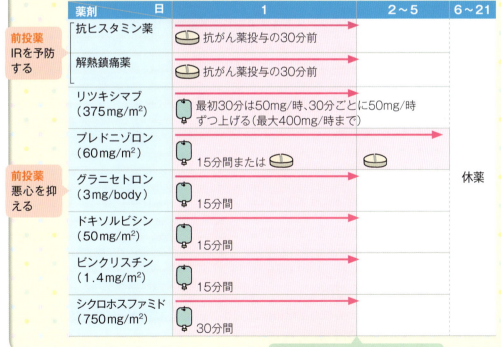

レジメンの理解

- R-CHOP療法は、悪性リンパ腫のなかの非ホジキンリンパ腫の代表的な治療の1つです。
- 悪性リンパ腫は白血球の一部であるリンパ球ががん化する疾患で、全身のリンパ節に発生しますが、リンパ節外の臓器にも発症、浸潤する病気です。組織学的に「ホジキンリンパ腫」と、それ以外の「非ホジキンリンパ腫」があり、日本では非ホジキンリンパ腫が約9割を占めています。
- 非ホジキンリンパ腫は、B細胞由来とTおよびNK細胞由来に大別されます。

1 レジメンの特徴

- R-CHOP療法の「R」は、2004年に承認された分子標的薬の先駆けであるリツキシマブであり、CD20抗原をターゲットにした抗体薬です。B細胞リンパ腫の90%以上のケースがCD20抗原陽性です。
- リツキシマブの登場によりB細胞リンパ腫の治療成績が飛躍的に向上し、単剤で使用されることもありますが、CHOPと組み合わせて現在もCD20陽性非ホジキンリンパ腫の1次治療として選択されるレジメンです。

2 投与スケジュール

- R-CHOP療法はリツキシマブ、シクロホスファミド、ドキソルビシン、ビンクリスチン、プレドニゾロンの多剤併用で、1サイクルを21日間とし、6～8サイクル行います。
- 1日目に点滴治療を行い、2～5日目はプレドニゾロンの内服をしますが、外来通院での治療が可能なレジメンです。
- リツキシマブ、シクロホスファミド、ドキソルビシン、ビンクリスチンは1日目に投与し、プレドニゾロンは1～5日目まで点滴もしくは内服で投薬し、6～21日目は休薬期間となります。

3 治療にあたり考慮すること

- ドキソルビシンによる心毒性のリスクがあるため、治療開始前に心疾患や高血圧の既往、放射線治療・ドキソルビシンの治療歴の有無、総投与量をアセスメントしておきます。
- 心電図、心臓超音波検査（とくに左室駆出率〈LVEF〉）、BNP p.140 Word などは、治療開始後も定期的にモニタリングします。
- プレドニゾロンの投与にあたり、治療開始前に①糖尿病、②B型肝炎、③結核、④消化管潰瘍、⑤神経疾患の病歴を確認しておきます。
- リツキシマブとプレドニゾロンの投与により、B型肝炎ウイルスが増殖することがあるため、

> **ここに注意！**
> - プレドニゾロンは、特に糖尿病を増悪させることがあり、場合によってはインスリン投与が必要なケースもあります。

肝機能、肝炎ウイルスの定期的な検査が必要です。

副作用(表1)

1 リツキシマブ

- **インフュージョンリアクション(IR)**：リツキシマブ初回投与時に頻発し、発熱、悪寒、呼吸困難、瘙痒、ほてり、血圧上昇、頻脈、多汗、発疹などの症状が起こります。
- **腫瘍崩壊症候群(TLS)** p.163 Word：電解質異常や尿量低下、体重増加の症状に、化学療法で腫瘍細胞が急激に崩壊し、腫瘍細胞内のリン、カリウム、核酸、サイトカインが血液中に大量に放出されることで生じます。

2 シクロホスファミド

- **出血性膀胱炎**：血尿、下腹部痛、残尿感などの自覚症状を認めます。

3 ドキソルビシン(アドリアシン®)

- **心毒性**：急性の不整脈や心筋障害、虚血性心疾患などを生じることがあり、投与中の動悸、息切れ、呼吸困難や不整脈の出現に注意が必要です。
- 投与2～3週後に出現する亜急性のもの、投与後1年以上、時に10年以上経過して出現する慢性のものがあります。
- **悪心・嘔吐、食欲不振**：催吐性リスク分類で中等度に分類されており、初回治療時の急性悪心・嘔吐の予防が治療継続においても重要です。近年は効果の高い制吐薬が開発され、症状はある程度コントロールできるようになってきましたが、個人差があります。
- **血管外漏出による組織壊死**：ドキソルビシンは、壊死性抗がん薬に分類されます。

表1 R-CHOPで起こりうる副作用

原因となる薬剤	副作用症状
リツキシマブ	IR、TLS、劇症肝炎・肝炎の増悪(B型肝炎ウイルスによる)、汎血球減少、感染症
シクロホスファミド	血尿、下腹部痛、残尿感
ドキソルビシン	心毒性、悪心・嘔吐、食欲不振、組織壊死、脱毛、骨髄抑制
ビンクリスチン	末梢神経障害、便秘、麻痺性イレウス、神経因性膀胱、起立性低血圧、脱毛、骨髄抑制
プレドニゾロン	感染症、消化管潰瘍、高血糖、神経障害、骨粗鬆症、高血圧、血栓塞栓症、ステロイド離脱症候群

- 脱毛：R-CHOP療法では必発する一過性・可逆的な症状です。生命に直結しませんが、ボディイメージの変化への嫌悪や、精神的苦痛が大きい副作用です。

4 ビンクリスチン

- 末梢神経障害：投与後より手足指のしびれや違和感が出現します。総投与量6〜8mgに達すると生じ、15〜20mgになると重篤化し出現頻度が上がります。
- 自律神経障害：便秘や麻痺性イレウス、神経因性膀胱、起立性低血圧を生じます。
- しびれが進行すると、腱反射や筋力の低下につながります。

5 プレドニゾロン(ステロイド)

- R-CHOP療法のレジメン内に、構成薬剤として使用されています。
- 感染症や消化管潰瘍、高血糖、神経障害、骨粗鬆症、高血圧、血栓塞栓症などの症状の出現や増悪のほか、ステロイド離脱症候群などに注意が必要です。

出現時期(図1)

1 投与中〜24時間以内

- IR：リツキシマブ投与直後〜2時間後、開始後24時間以内に出現することが多く、予防として投与30分前に抗ヒスタミン薬と解熱鎮痛薬の前投薬を行います。また点滴速度は50mg/時で開始し、症状を観察しながら30分ごとに50mg/時ずつ速度を上げ、最大400mg/時まで速度を上げ投薬します。
- TLS：初回投与後12〜24時間以内に生じることが多いです。
- 心毒性：投与中の動悸、息切れ、呼吸困難や不整脈の出現に注意が必要です。ドキソルビシンの総投与量が500mg/m^{2}を超えると、心筋障害を生じることが知られています。
- 悪心・嘔吐：急性悪心・嘔吐は投与中から生じる場合があります。
- 血管外漏出：投与開始直後から生じるため、投与中も定期的に刺入部を観察します。

2 投与1日後〜1週間

- 便秘：ビンクリスチンやプレドニゾロンの影響により便秘に傾きやすいです。
- 高血糖：プレドニゾロンにより血糖値が上昇します。特に糖尿病を既往にもつ患者は注意が必要です。
- 骨髄抑制：投与後7〜14日ほどで出現し、感染症や敗血症の併発に注意します。

図1 代表的な副作用の出現時期

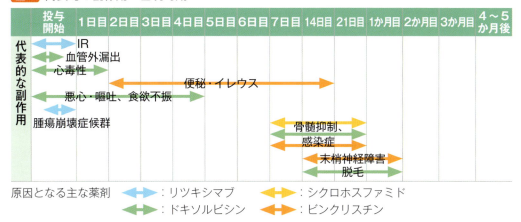

3 投与2週間以降

- **脱毛**：治療開始後2〜3週間ほどで始まり、個人差がありますが、治療終了後1か月程度で発毛し始め、3か月程度で回復します。

観察ポイント、看護ケア

- 副作用の観察は、点滴投与中から必要になります。点滴投与中はIRや心毒性、血管外漏出が出現していないか、早期発見につながる観察が大切です（表2）。
- R-CHOP療法を行う患者に図2の資料を渡して、患者がセルフケアできるよう指導します。

> **ここに注意！**
> - 下記の患者は発症のリスクが高く、重篤な症状が出現しやすいため、投与前にアセスメントしておくことが重要です。
>   - 脾腫、巨大腫瘤を有する患者
>   - 骨髄浸潤のある患者
>   - 心肺機能が低下している患者
>   - 血液中の腫瘍細胞が多い患者

1 インフュージョンリアクション（IR）

- IRの症状を患者に具体的に説明しておき（熱っぽい、体がほてる、咳が出る、体がかゆい、動悸がするなど）、症状が出た場合はすぐに連絡するよう指導します。
- 投与時は心電図モニターを装着し、投与速度を上げる際にバイタルサインの測定を行い、症状を観察します。
- 症状出現時は、投薬をただちに止めて投与量を確認し、バイタルサインの測定を行います。必要に応じて酸素投与、ステロイド、抗ヒスタミン薬や解熱鎮痛薬を医師の指示で追加します。重篤なケースは昇圧薬、補液、気管支拡張薬を投薬することもありますので、すみやかに対応できるよう救急カートの用意も必要です p.52 表4。

表2 投与中に観察したいポイント

観察項目	主なポイント
バイタルサイン	□心電図モニターを装着し、投与速度を上げる際に測定
IRの出現	□呼吸困難 □SpO₂ □皮膚症状の変化の有無 □気分不快の有無 □24時間以内の発熱の有無
心毒性	□動悸、息切れ、呼吸困難、不整脈の有無
点滴刺入部	□血管外漏出の有無 □逆血の有無（点滴更新時に毎回） □自然滴下の有無

図2 R-CHOP療法を行う患者用資料

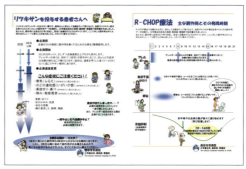

がん研究会有明病院薬剤部作成

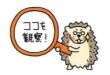

2 腫瘍崩壊症候群

- 患者に水分摂取や尿量確保の必要性を説明します。必要に応じて補液を追加するなど医師の指示を確認しましょう。
- 腎障害や脱水、腫瘍細胞数の多い患者は発症リスクが高いため、投与前にアセスメントしておきます。
- 高カリウム血症による不整脈や倦怠感、心不全症状や尿量の変化を観察します。

3 末梢神経障害

- しびれは医療者が評価しにくいため、患者の訴えと日常生活動作を観察し、重篤化を防ぎます。
- ビンクリスチンの総投与量を把握し（総投与量6〜8mgで出現、15〜20mgで重篤化し出現頻度が上昇）、発症の時期などをアセスメントしておきます。
- 手術歴や病変部位、治療前の排泄習慣は便秘やイレウスに関連します。医師の指示により、緩下剤や下剤などで排便コントロールを行うことが重要です。

4 心毒性

- 動悸、息切れ、浮腫、呼吸困難、体重増加、尿量の減少などの症状を継続的に観察します。
- 患者にも症状の変化がないか、セルフチェックできるよう指導します。

⑤ 悪心・嘔吐、食欲不振

1 薬物療法
- 初回治療時の制吐効果を観察し、2サイクル目以降に追加投与を行うなど制吐薬を適切に使用することが大切です。基本的にセロトニン（5-HT$_3$）受容体拮抗薬を投与しますが、1サイクル目の状態を観察してアプレピタントを追加投与することもあります。患者が最も懸念する症状の1つですが、近年では薬物療法で制御可能となってきています。

2 アセスメント
- 精神的要素も大きく関与するといわれており、男女差や治療や疾患への不安や受け止めの状況を確認します。乗り物酔いや妊娠中の悪阻（つわり）なども関連が指摘されており、あらかじめアセスメントしておきます。

3 患者への指導
- 食事を無理に摂取せず、栄養の偏りなどにこだわり過ぎず、食べたいときに食べられるものを摂取します。飲水は1.5～2L/日（食事含む）程度をめやすにします。
- 食の嗜好や味覚が変化する可能性を説明しておきます。
- においがこもらないように換気を心がけます。
- 適度な運動や軽作業も日常生活に組み込み、休息と活動のバランスを調整します。
- 口腔粘膜炎（口内炎）や便秘は、食事の摂取に影響するため予防に努めます。

> **ここに注意！**
> - 味覚障害は、化学療法により味蕾や味覚細胞が障害されるために生じます。亜鉛の欠乏も味覚に大きく関与するため、亜鉛はチェックしておきたい検査データ項目です p.81 。

⑥ 血管外漏出

- 穿刺部位の適切な選択と、患者の動作に左右されないようルートを固定し、投与中は定期的に観察します。
- 患者に刺入部の疼痛や違和感、色調に変化があった場合は、すぐ申し出るよう説明しておきます。
- ドキソルビシンなどのアントラサイクリン系抗がん薬は起壊死性（ビシカント）であり、漏出した際に、組織障害を抑制できる薬剤としてデクスラゾキサン（サビーン®）点滴静注薬があります p.60 。

⑦ 脱毛

- 治療開始前から、脱毛の発生時期や予防が難しいことをオリエンテーションします。
- 患者の社会背景や役割、生活パターンに寄り添った対処方法をすすめます。
- 外界からの刺激を防ぐために、帽子やスカーフ、バンダナ、ウィッグを活用するなど工夫し

ます。
- 頭皮の清潔を保ち、カラーやパーマは刺激が強いため避けます。

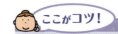ここが**コツ！**
- 頭髪だけと考えている患者が多いですが、睫毛や眉毛、陰毛も脱毛することを伝えましょう。

8 出血性膀胱炎

- 血尿、下腹部痛、残尿感などの膀胱炎症状の有無と、尿量・排尿回数・性状を観察します。

(縄野一美)

文献
1. 日本血液学会編：造血器腫瘍診察ガイドライン2013年版：金原出版，東京，2013.
2. 押味和夫編：みんなに役立つ悪性リンパ腫の基礎と臨床 改訂版．医薬ジャーナル社，大阪，2011.
3. 日本血液学会編：血液専門医テキスト 改訂第2版，南江堂，東京，2015.
4. 添付文書，医薬品インタビューフォーム各種.

Column 多剤併用療法ではセルフケア支援がますます重要に

　R-CHOP療法をはじめとした多剤併用療法は、異なる作用や毒性をもつ薬剤を組み合わせることで、抗腫瘍効果の増強と毒性の軽減をめざしています。

　近年は通院で行う外来化学療法が増加し、経口薬や皮下注射とのコンビネーションにより、患者の身体的負担や入院による拘束が減るよう配慮されています。一方で、患者のセルフケア能力が治療継続の大きなポイントになります。

　今後は、新たな作用機序を備えた薬剤と従来から使用されている抗がん薬との組み合わせなどにより、さらなる効果が期待されますが、新たな有害事象や新規薬剤特有の副作用も予測されます。初回の経験が2サイクル以降の治療に大きく影響するため、セルフケア支援(患者指導)が看護のうえで重要になります。

(縄野一美)

Part 5 副作用マネジメント

オンコロジック・エマージェンシー ①

腫瘍崩壊症候群

経過を理解し、つらい症状を予防し、支える！

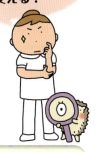

- 発症リスクに応じた予防策の実施が最も重要なポイントである。
- 緊急対応が求められるため、悪心・嘔吐、下痢、不整脈、けいれんなど異常の早期発見が大切である。

定義 多くの腫瘍細胞が急速に死滅（腫瘍崩壊）することによって、細胞内の成分が大量に循環血液中に流入し、高尿酸血症、高カリウム血症、高リン血症などが発症し、進行すると急性腎不全や心室性不整脈などの臨床症候を合併する緊急症。

- オンコロジック・エマージェンシー（がん緊急症）とは、がんの進行またはがんの治療によって、ただちに治療を要するレベルの高度な有害事象が生じた状態のことです。
- 軽症から急速に生命を脅かすレベルにまで重症化することもあるので、的確に症状・徴候をみる力とフィジカルアセスメント、トリアージ（緊急度・重症度の判断）が求められます。
- オンコロジック・エマージェンシー発症時の対処がいつでも迅速にできるように、関係職種との定期的なシミュレーション訓練を行い、万が一に備えることも必要です。

症状(表1)と出現時期

- **腫瘍崩壊症候群（TLS）**の症状は、上述の電解質異常が原因となり発症します。
- 消化器症状として、悪心・嘔吐、下痢が認められ、全身倦怠感、不整脈、けいれん、**テタニー症状**などを起こします。

Word
- **TLS**：tumor lysis syndrome、腫瘍崩壊症候群。
- **テタニー症状**：疼痛を伴う四肢筋の強直性けいれん。

- すみやかに適切な対応をする必要があるので、異常の早期発見が大切です。
- 腫瘍崩壊症候群は、原疾患（腫瘍）の改善が強く期待される治療中や治療直後に合併することが多いです。

表1 腫瘍崩壊症候群の病態と症候

病態	症候
高カリウム(K)血症	● 消化器：悪心・嘔吐、下痢 ● 神経筋接合部：脱力、知覚異常、筋けいれん ● 心臓：心室性不整脈(心室粗動、心室細動)、心停止
高尿酸(UA)血症	● 消化器：悪心・嘔吐 ● 腎臓：腎障害(尿酸塩の沈着)
高リン(P)血症	● 腎臓：腎障害(リン酸カルシウムの沈着)
低カルシウム(Ca)血症	● 中枢神経：混乱、せん妄、記憶障害、けいれん発作 ● 神経筋接合部：テタニー、知覚異常、喉頭けいれん ● 心臓：不整脈(QT延長、心室性不整脈の誘発)
腎障害	● 乏尿、無尿 ● 血清クレアチニン上昇、Ccr低下、**eGFR低下** ● 高K血症、高UA血症、高P血症(低Ca血症)の悪化

中根実：がんエマージェンシー 化学療法の有害反応と緊急症への対応. 医学書院, 東京, 2015：77. より一部改変のうえ転載

Word
● eGFR：estimated glomerular filtration rate：推算糸球体濾過値。

出現頻度、起こしやすいがん・治療

- 腫瘍崩壊症候群に対しては、発症リスクに応じた予防策が最も重要です。予防策が適切に行われた場合において、緊急的対応を要する腫瘍崩壊症候群の発症頻度は数％程度と推定されています。
- 発症リスクは原疾患ごとに大きく異なります。疾患の種類・病勢と腎障害・腎浸潤の有無に応じて低リスク、中間リスク、高リスクに分けられます。
- 発症には、「腫瘍の性質」「治療内容」「患者状態」が要因として関係します(表2)。

表2 腫瘍崩壊症候群の発症リスクとなる要因

腫瘍の性質	● 血液がん ● 白血病で白血球数が多い ● 悪性リンパ腫でbulky massが存在または進行期(Ⅲ〜Ⅳ期) ● 白血病、悪性リンパ腫で急速に進行
治療内容	● 強度の高い治療が行われている(血液がんなど) ● 腎障害を起こしやすい抗がん薬の投与
患者状態	● 腎障害、高尿酸血症、高カリウム血症、高リン血症が治療前から存在 ● DICによる腎障害、腫瘤による水腎症の腎障害 ● 水分負荷に耐えられないレベルの心肺機能の低下

1 腫瘍の性質

- 腫瘍の性質には「腫瘍の種類」「腫瘍量」「腫瘍の増殖力」が挙げられます。

1 腫瘍の種類

- 急性白血病や急速進行性リンパ腫のような進行の速い血液がんでは、細胞分裂が活発で、抗がん薬の反応性がきわめて高く、多くの腫瘍細胞が急速に死滅して発症しやすいです。

- 固形がんでは、胚細胞腫（精巣腫瘍）や小細胞肺がんは、抗がん薬に対する反応性は高いですが、血液がんほどではなく、腫瘍崩壊症候群の合併はまれです。

2 腫瘍量

- 白血病では白血球数が多い場合、悪性リンパ腫では**bulky mass**が存在している場合や進行期（Ⅲ～Ⅳ期）の場合に腫瘍量が多く、腫瘍崩壊症候群の発症リスクが高いです。

3 腫瘍の増殖力

- 急速に進行する白血病や悪性リンパ腫では、活発な細胞分裂によって腫瘍細胞が新生しますが、無秩序な増殖のために死滅する細胞も多く、その過程で細胞内成分が血液中に流出します。**乳酸脱水素酵素（LDH）**はその1つで、進行の速い血液がんでは血清LDHが高く、腫瘍崩壊症候群のリスクが高まります。

> **Word**
> - bulky mass：最大径が10cm以上の大きな腫瘤。
> - LDH：lactate dehydrogenase、乳酸脱水素酵素。

2 治療内容

- 強度の高い治療が行われる血液がんは、腫瘍崩壊症候群を合併するリスクが高いです。
- 腎障害を起こしやすい抗がん薬（シスプラチンや高用量メトトレキサートなど）が治療計画に含まれていた場合、腫瘍崩壊症候群の発症リスクはより高まります。

3 患者状態

- 患者状態にかかわるリスク因子は、腎障害、高尿酸（UA）血症、高カリウム（K）血症、高リン（P）血症が治療前から存在することが挙げられます。特に、急性白血病や急速進行リンパ腫では、診断時に腫瘍崩壊症候群の徴候（高尿酸血症や高リン血症）がすでに現れ始めていることがあります。
- 合併症では、**播種性血管内凝固症候群（DIC）**による腎障害、腫瘤による水腎症の腎障害などもリスク因子となります。その他に、水分負荷に耐えられないレベルの心肺機能の低下があった場合も腫瘍崩壊症候群の合併リスクは高まります。

> **Word**
> - DIC：disseminated intravascular coagulation、播種性血管内凝固症候群。

看護ケア

1 予防

- 腫瘍崩壊症候群に対する最良の治療法は、発症を未然に防ぐことです。前述の腫瘍崩壊症候

群の発症リスク因子を考慮し、化学療法の治療前から、尿酸降下薬の投与と輸液による水分負荷（ハイドレーション）を行い、高UA血症、高P血症、高K血症、低Ca血症の発症予防を行います。
- 水分負荷によって心肺機能に負担が生じるため、バイタルサインや水分出納バランスを慎重にモニタリングする必要があります（表3）。

2 発症時の治療

- 予防策を講じても腫瘍崩壊症候群を発症した場合は、電解質補正をはじめとする治療が行われます。さらに重症化した場合、腎障害に対しては血液透析、電解質異常に対しては血液濾過、心室性不整脈が出現した場合は循環器科による治療を行います。
- 全身状態が重篤化した場合は、集中治療部（ICU）での管理を要することもあります。

ナースの視点
- 腫瘍崩壊症候群は、初回の抗がん薬投与で起こることが多く、また治療が奏効すれば原疾患の改善が強く期待されるなかで発症する有害事象です。そのため、重篤な腫瘍崩壊症候群を発症した患者・家族は不安を強く感じます。
- 化学療法の治療開始前に、「腫瘍崩壊症候群のリスク・症候・対応」をあらかじめ説明して、不安の緩和に努めましょう。

（羽田 忍）

表3 腫瘍崩壊症候群の予防策とモニタリングの要点

予防策	留意点など
尿酸降下薬の投与	● 中等度〜軽度リスク：アロプリノール（ザイロリック®）8時間ごとに100mg/m²/回経口投与（最大投与量800mg/日）、または200〜400mg/m²/日を1〜3回に分割して静注（最大投与量600mg/日）。抗がん薬投与開始の12〜24時間前に投与されることが望ましい ● 高度リスク：ラスブリカーゼ（ラスリテック®）を0.15〜0.2mg/kgで1日1回静注。抗がん薬投与開始の4〜24時間前に投与する
水分負荷	● カリウムを含有しない輸液を用いて**24時間の持続点滴**を行うのが一般的 ● 水分負荷量は、患者状態により適宜調節される（高リスク患者に対しては2,500〜3,000mL/m²/日） ● 定期的に**水分出納バランス**（体重、尿量など）を評価する ● **溢水傾向**（体内に水分がたまった状態）の場合は、利尿薬などが適宜併用される ● 心肺機能への負担による**心不全**や**呼吸不全**に注意する（SpO_2、血圧などのバイタルサイン、呼吸困難、チアノーゼなどの呼吸状態など）

ここがコツ！
- ラスブリカーゼ投与後の血性尿酸値の測定は、冷却したスピッツに血液を採取して、早めに測定しましょう（スピッツ内でも反応が進むため）。

ここに注意！
- 低ナトリウム血症と頻回のトイレ歩行に伴う転倒リスク（特に高齢者）に十分留意します。

文献
1. 中根実：がんエマージェンシー 化学療法の有害反応と緊急症への対応．医学書院, 東京, 2015.
2. Howard SC, Jones DP, Pui CH. The tumor lysis syndrome. N Engl J Med 2011；364（19）：1844-1854.
3. Coiffier B, Altman A, Pui CH, et al. Guidelines for the management of pediatric and adult tumor lysis syndrome：an evidence-based review. J Clin Oncol 2008；26（16）：2767-2778.
4. Cairo MS, Bishop M. Tumour lysis syndrome：new therapeutic strategies and classification. Br J Haematol 2004；127（1）：3-11.

Part 5 副作用マネジメント

オンコロジック・エマージェンシー ②

発熱性好中球減少症

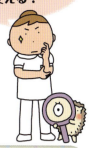

経過を理解し、つらい症状を予防し、支える！

- 初期症状は発熱（腋窩温37.5℃以上）のみの場合が多い。
- 血圧の急上昇や、頭痛、けいれんなどが生じた場合はすぐ病院へ連絡するよう指導する。

定義 好中球数が500/μL未満、あるいは1,000/μL未満で48時間以内に500/μL未満に減少すると予測される状態で、腋窩温37.5℃以上（口腔内温38℃以上）の発熱を生じた場合[1]。

- 発熱性好中球減少症（FN）は、好中球減少の程度（数値と期間）が高度であるほど、発症および重症化のリスクが高いです。

 Word
- FN：febrile neutropenia、発熱性好中球減少症。

症状

- FNの症状は、悪寒・戦慄を伴った発熱（腋窩温37.5℃以上）として認められることが多いです。
- 主な感染部位は、消化管（口腔、咽頭、食道、小腸・大腸および直腸）、副鼻腔、肺および皮膚です。
- 感染巣が特定できるような咽頭痛や咳嗽（上気道炎、肺炎）、下痢や腹痛（腸炎）といった、発熱（腋窩温37.5℃以上）とともに出現した疼痛・発赤・腫脹などの局所症状を伴うこともありますが、発熱症状のみのことが多いのが特徴です。

ここに注意！
- 症状緩和目的でステロイドやNSAIDsを使用している場合、薬剤の解熱効果により発熱しないことがあります。好中球減少の時期に下痢や咳嗽、その他の局所症状がある場合や、これらの症状がなくても強い倦怠感が持続する場合は、骨髄抑制によるFNを起こしている可能性を考えたほうがよいでしょう。

出現時期

- 一般的には、抗がん薬による治療から1～2週間後にFNを発症しやすいといわれていますが、

重要なのは「好中球減少の時期」を把握することです。
- 定義から、化学療法後に高度の好中球減少（好中球数＜500／μL、または好中球＜1,000／μLで48時間以内に好中球＜500／μLへ低下されると予測される場合）となる時期がFNの出現時期といえます。

● 出現頻度、起こしやすいがん・治療

- 化学療法において、FNの発症頻度はレジメン（投与計画）によって異なります（図1）。
- 患者の状態によって、リスク因子が多いほど高度の好中球減少を起こす可能性や感染を生じる可能性が高まります（表1）。
- 急性白血病の寛解導入療法や固形がんの術後補助療法のように、完全寛解や治癒を目的とする化学療法では、治療計画通りの治療強度を保って完遂することが重視されます。そのため、有害事象は全般的に高度となりやすく、FNの発症および重症化のリスクも高くなります。固形がんでは、アントラサイクリン系やタキサン系の抗がん薬を含む化学療法などです（表2）。

図1 化学療法による好中球減少が高度化するリスク要因

治療の目的
- 寛解・治癒が目的
（再発予防＞延命＞症状緩和）

治療強度
- 用量（高用量＞標準用量）
- 投与間隔
（dose-dense therapy＞標準）

Word
- dose-dense therapy：抗がん薬の投与量は増やさずに投与間隔を縮めることにより、抗腫瘍効果を高める方法。

抗がん薬
- 種類：好中球減少の毒性が強い薬剤を投与
- 数：多剤併用による治療である（薬剤の好中球減少の毒性が重複する）

投与時間
- 投与時間が延長すると骨髄抑制が強まる（高用量シタラビン：3時間、ゲムシタビン：30分で投与）
- フルオロウラシルは持続静注よりも急速静注のほうが高頻度

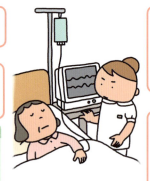

表1 患者の状態に伴うリスク要因
- 薬物動態の変化・骨髄予備機能の低下・潜伏感染の顕在化・病原菌の易侵入、これらが起きるリスク要因を考慮する。

年齢	65歳以上	FNの既往	特に直近の抗がん薬投与で、FNを合併している
全身状態	PSが低下している	がんの骨髄浸潤	白血病、骨髄異形成症候群、多発性骨髄腫、リンパ腫などの血液がん、固形がんの骨転移からの進展
臓器障害	腎障害、肝障害がある		
体液貯留	胸水・腹水の貯留、術後の体液貯留がある	感染症の潜在	う歯、歯周囲炎、副鼻腔炎、痔核など
治療歴	化学療法や放射線治療の治療歴がある	デバイス	中心静脈カテーテルなど
好中球数	治療開始前の好中球数が低い		

NCCN Clinical Practice Guidelines in Oncology（NCCN Guidelines®）, Myeloid Growth Factors, ver 1, 2012. より引用

表2 FN発症リスクが高い化学療法レジメンと発症率（一例）

	がん腫	化学療法レジメンの種類	発症率(%)[2-8]
寛解導入療法	急性骨髄性白血病	DNR／Ara-C（ダウノルビシン＋シタラビン）	77.4
		大量Ara-C療法（大量シタラビン）	66.5
造血細胞移植を併用する高用量化学療法	非ホジキンリンパ腫	ESHAP（シスプラチン＋エトポシド＋シタラビン＋メチルプレドニゾロン）	30
		DHAP（シスプラチン＋シタラビン＋デキサメタゾン）	39
アントラサイクリン系抗がん薬を含む多剤併用		SMILE（メトトレキサート＋イホスファミド＋L-アスパラギナーゼ＋エトポシド＋デキサメタゾン）	48
	膀胱がん	MVAC（メトトレキサート＋ビンブラスチン＋ドキソルビシン＋シスプラチン）	14
タキサン系抗がん薬を含む多剤併用	胃がん	DCF（ドセタキセル＋シスプラチン＋フルオロウラシル）	41

看護ケア

1 重症化リスクの評価

- FNと診断され、培養検査（血液培養など）が完了すると、FN診療ガイドラインなどに則り、抗菌薬による初期治療がすみやかに開始されます。その際に重症化しやすいかどうかのアセスメントが必要になります。
- 重症化リスクの判定は、**MASCC**スコア（**表3**）[9]を用いて行います。
- FNの重症化リスクが高い状態（高リスク）には、高齢、好中球減少が重度、肺炎や腸炎などの感染症が悪化して全身状態が低下している、合併症や他の疾患の存在などがあります。これらによって、FNから敗血症→重度の敗血症→敗血症性ショックへと悪化する可能性があります。

2 薬物療法

- MASCCスコアなどのリスク評価において、低リスクであれば外来で経口抗菌薬の投与、高リスクであれば入院し、点滴

Word
- **MASCC**：Multinational Association of Supportive Care in Cancer、国際がんサポーティブケア学会。

表3 MASCCスコア

項目	点数
臨床症状：無症状	5
軽度の症状	5
中等度の症状	3
血圧低下がない（収縮期血圧＞90mmHg）	5
慢性閉塞性肺疾患（COPD）がない	4
原疾患：固形がん、または造血器腫瘍で真菌感染症の既往がない	4
脱水症状なし	3
外来管理中に発熱	3
60歳未満	2
点数の合計（最大26）	26
リスク判定	

Freifeld AG, Bow EJ, Sepkowitz KA, et al. Clinical practice guideline for the use of antimicrobial agents in neutropenic patients with cancer：2010 update by the infectious diseases society of America. Clin Infect Dis 2011；52（4）：e63．より引用

抗菌薬の投与が選択されるのが一般的です。
- 抗菌薬投与の方法は、FNの重症化リスクに応じて行われます。またG-CSF製剤（フィルグラスチムなど）を併用することがあります。

③ 外来治療時のケア

- 外来で経口抗菌薬を投与する場合は、自宅でのセルフケアが重要になります。
- 経口抗菌薬を使用して症状が軽快に向かっている場合は、その経過を治療日誌などに記録するように説明します。経口抗菌薬を使用して数日（3～5日）経っても症状が改善しない場合、すみやかに受診するように説明します。

④ 入院治療時のケア

- 入院して点滴抗菌薬を投与する場合、重症化していないか判断するためのモニタリングが重要です。

ナースの視点
- 外来・入院いずれにしても、環境を整えて休息をしっかりとれるようにすることと、水分補給が基本的なケアとして重要です。

- 重症化すると全身の組織の酸素需要が増加するために、呼吸器系の感染でなくても酸素飽和度が低下する場合があり、酸素投与を考慮します。
- 敗血症が進行すると、敗血症性ショックへ移行し、血圧低下など循環動態の変調をきたす可能性があり、場合によっては、昇圧のためにカテコラミンを投与することもあります。
- 持続した発熱は、体力を消耗し脱水を伴いやすいです。悪寒が伴う場合は、掛けものなどで保温し、熱感の強い場合は冷罨法（クーリング）を行います。

（羽田 忍）

文献

1. 日本臨床腫瘍学会編：発熱性好中球減少症（FN）診療ガイドライン．南江堂，東京，2012．
2. Ohtake S, Miyawaki S, Fujita H, et al. Randomized study of induction therapy comparing standard-dose idarubicin with high-dose daunorubicin in adult patients with previously untreated acute myeloid leukemia: the JALSG AML201 Study. Blood 2011; 117 (8): 2358-2365.
3. Miyawaki S1, Ohtake S, Fujisawa S, et al. A randomized comparison of 4 courses of standard-dose multiagent chemotherapy versus 3 courses of high-dose cytarabine alone in postremission therapy for acute myeloid leukemia in adults: the JALSG AML201 Study. Blood 2011; 117 (8): 2366-2372.
4. Vose JM, Link BK, Grossbard ML, et al. Phase II study of rituximab in combination with chop chemotherapy in patients with previously untreated, aggressive non-Hodgkin's lymphoma. J Clin Oncol 2001; 19 (2): 389-397.
5. Velasquez WS, Cabanillas F, Salvador P, et al. Effective salvage therapy for lymphoma with cisplatin in combination with high-dose Ara-C and dexamethason (DHAP). Blood 1988; 71 (1): 117-122.
6. Yamaguchi M, Kwong YL, Kim WS, et al. Phase II study of SMILE chemotherapy for newly diagnosed stage IV, relapsed, or refractory extranodal natural killer (NK)/T-cell lymphoma, nasal type: the NK-Cell Tumor Study Group study. J Clin Oncol 2011; 29 (33): 4410-4416.
7. von der Maase H1, Hansen SW, Roberts JT, et al: Gemcitabine and cisplatin versus methotrexate, vinblastine, doxorubicin, and cisplatin in advanced or metastatic bladder cancer: results of a large, randomized, multinational, multicenter, phase III study. J Clin Oncol 2000; 18 (17): 3068-3077.
8. Roth AD, Fazio N, Stupp R, et al: Docetaxel, cisplatin, and fluorouracil; docetaxel and cisplatin; and epirubicin, cisplatin, and fluorouracil as systemic treatment for advanced gastric carcinoma: a randomized phase II trial of the Swiss Group for Clinical Cancer Research. J Clin Oncol 2007; 25 (22): 3217-3223.
9. Freifeld AG, Bow EJ, Sepkowitz KA, et al. Clinical practice guideline for the use of antimicrobial agents in neutropenic patients with cancer: 2010 update by the infectious diseases society of America. Clin Infect Dis 2011; 52 (4): e56-93.
10. NCCN Clinical Practice Guidelines in Oncology (NCCN Guidelines®), Myeloid Growth Factors, ver 1, 2012.

Column　がん化学療法を受ける患者の家族ケア

　家族ががんになるということは、とても大きなことです。患者が担っていた家族内の役割調整が必要であったり、一家の大黒柱であった場合には経済的な心配が出現したり、家族計画の再構築を余儀なくされます。

　化学療法を受ける患者の家族は、"自分が支えなければ"という思いを持ち、非常にがんばる方が多いです。家族ががんになった悩みを他人に打ち明けられず、自分の家族内での役割を果たしつつ、患者の役割も担い、ストレスを溜め込む場合があります。また、"患者を失うのではないか"という恐怖も常に持っています。

　身近な医療者である看護師が、生活の視点からアドバイスをするだけでも家族の助けになりますし、必要であればがん相談支援センターも活用できます。日常生活に支障をきたすような精神症状があるような場合には、最近では家族の精神面をサポートするカウンセリングを受けられる家族外来などを設ける病院もあります。

（大友陽子）

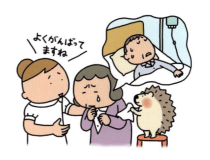

Part 5 副作用マネジメント

オンコロジック・エマージェンシー ③

その他の症状

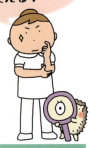

経過を理解し、つらい症状を予防し、支える！

オンコロジック・エマージェンシー		症状	起こしやすいがん・治療	治療とケア
代謝性	高カルシウム血症	●口渇・多飲 ●多尿 ●意識障害（見当識障害〜昏睡） ●食欲低下・悪心	●食道がん ●肺がん ●頭頸部がん（扁平上皮がん） ●腎細胞がん ●悪性リンパ腫 ●多発性骨髄腫 ●多発骨転移	●輸液（脱水補正、Caの排泄促進） ●利尿薬投与（Caの排泄促進）、カルシトシン製剤投与（骨吸収の抑制、Caの排泄促進） ●ビスホスホネート製剤・デノスマブ投与（骨吸収の抑制）
	ADH不適合分泌症候群（SIADH）	●脱水や浮腫の症状は、ほとんどみられない ●低ナトリウム血症の症状（倦怠感、悪心・嘔吐、注意力の低下、意識障害）が出現	●肺腫瘍（原発性肺がん、胸膜中皮腫、肺腺腫）、小細胞肺がん ●脳腫瘍、脳転移 ●ビンカアルカロイド系抗がん薬またはアルキル化薬抗がん薬による治療	●水分摂取制限 ●食塩によるNaの補充 ●輸液によるNaの補充 ●難治性SIADHにはモザバプタン（フィズリン®）投与
	腫瘍崩壊症候群については p.163			
心血管系	上大静脈症候群	●顔面浮腫 ●頸静脈怒張 ●咳嗽、呼吸困難 ●上肢の浮腫 ●顔面紅潮	●上-前縦隔から発生した巨大腫瘍（原発性肺がん、悪性リンパ腫、リンパ節転移、胸腺腫、胚細胞腫など）	●血管内ステント留置 ●対症療法（頭部挙上、必要に応じて酸素や鎮痛薬投与） ●がん腫の治療（手術、全身化学療法、放射線療法）
	心タンポナーデ	●胸部苦悶 ●呼吸困難 ●**クスマウル徴候** ●**Beckの3徴候** ●倦怠感	●悪性腫瘍の心膜転移または心膜浸潤によるがん性心膜炎（肺がん、乳がん、食道がんなど）	●心膜穿刺によるドレナージ ●心膜腔内への抗がん薬注入 ●がん腫の治療（全身化学療法）
血液性	播種性血管内凝固症候群（DIC）	●出血症状（紫斑、点状出血、歯肉出血、血尿、喀血、吐血、下血など） ●虚血症状（腹痛、黄疸、乏尿、呼吸困難、意識障害）	●高度に進行した固形がん、急性白血病	●抗凝固療法（ヘパリン系製剤・合成タンパク分解酵素阻害薬・凝固因子不活化製剤） ●輸血

（次頁へつづく）

オンコロジック・エマージェンシー		症状	起こしやすいがん・治療	治療とケア
	過粘稠症候群	● 視力障害 ● 頻呼吸 ● チアノーゼ ● 振戦、けいれん ● タンパク尿	● リンパ形質細胞性リンパ腫 ● 原発性マクログロブリン血症	● 血漿交換 ● がん腫の治療(全身化学療法)
神経系	発熱性好中球減少症(FN)については p.167			
	脊髄圧迫	● 疼痛 ● 神経症状(運動障害:筋力低下・麻痺、感覚障害:感覚鈍麻、膀胱直腸障害)	● 脊髄周囲に浸潤した腫瘍(肺がん、乳がん、前立腺がん、原発不明がんなどの椎体転移) ● 椎体腔から脊柱管への進展(悪性リンパ腫)	● ステロイド投与 ● 手術 ● 放射線治療 ● がん腫の治療(全身化学療法)
	頭蓋内圧亢進	● 頭痛 ● 嘔吐 ● 視野障害 ● 眩暈 ● 歩行障害 ● 精神状態の変化 ● クッシング徴候	● 転移性脳腫瘍 ● がん性髄膜炎(原発性肺がんや乳がん、悪性黒色腫による) ● 原発性脳腫瘍	● ステロイド投与 ● グリセオールなどの脳浮腫対策 ● 難治性の水頭症に対してはVPシャント造設、手術療法、放射線療法 ● がん腫の治療(全身化学療法)

Word

- **SIADH**:syndrome of inappropriate secretion of ADH、抗利尿ホルモン(ADH)不適合分泌症候群。ADHが過剰に分泌され、低ナトリウム血症が持続する状態。
- **クスマウル徴候**:吸気時に頸静脈の怒張が強くなる。
- **Beckの3徴候**:頸静脈怒張、心音減弱、血圧低下。
- **クッシング徴候**:徐脈、血圧上昇、呼吸数の減少がみられる頭蓋内圧亢進の徴候。

- オンコロジック・エマージェンシーに対しては、異常の早期発見と出現時のケアが重要です。患者との信頼関係を築くことで患者は看護師という支援者に気づき、看護師は患者の理解を深めることで限られた時間のなかでも些細な変化に気づくことができるようになります。
- 異常の早期発見ができるように事前に患者への説明を行い、さらにチェックリストなどを用いて観察を強化することも大切です。
- オンコロジック・エマージェンシー発症時にいつでも迅速に対応できるよう、定期的なシミュレーションで医療チームの訓練を行い、万一の場合に備えます。

(羽田 忍)

文献
1. Stewart AF. Clinical practice. Hypercalcemia associated with cancer. *N Engl J Med* 2005;352(4):373-379.
2. Ellison DH, Berl T. Clinical practice. The syndrome of inappropriate antidiuresis. *N Engl J Med* 2007;356(20):2064-2072.
3. Wilson LD, Detterbeck FC, Yahalom J. Clinical practice. Superior vena cava syndrome with malignant causes. *N Engl J Med* 2007;356(18):1862-1869.
4. 日本臨床腫瘍学会編:オンコロジックエマージェンシー. 新臨床腫瘍学 第4版, 南江堂, 東京, 2015:612-630.

付録 主な抗がん薬一覧

表1 殺細胞性抗がん薬

分類		一般名	主な商品名	投与経路 経口	投与経路 注射
アルキル化薬 タンパク質や核酸をアルキル化することによって、抗がん作用を発揮		イホスファミド	イホマイド®		○
		シクロホスファミド	エンドキサン®	○	○
		ベンダムスチン塩酸塩	トレアキシン®		○
		メルファラン	アルケラン®	○	○
		ストレプトゾシン	ザノサー®		○
		ニムスチン塩酸塩	ニドラン®		○
		ラニムスチン	サイメリン®		○
		ダカルバジン	ダカルバジン		○
		エストラムスチンリン酸エステルナトリウム水和物	エストラサイト®、ビアセチル®	○	
		テモゾロミド	テモダール®	○	○
		ブスルファン	ブスルフェクス®、マブリン®	○	○
白金製剤 白金がDNA鎖のプリン塩基と結合してDNA構造を歪曲し、DNAの複製や転写を阻害		オキサリプラチン	エルプラット®		○
		カルボプラチン	パラプラチン®		○
		シスプラチン	ランダ®、ブリプラチン®、アイエーコール®		○
		ネダプラチン	アクプラ®		○
代謝拮抗薬 核酸と競合して核酸代謝を阻害し、DNAまたはRNAの障害を起こす	ピリミジン代謝拮抗薬	エノシタビン	サンラビン®		○
		カペシタビン	ゼローダ®	○	
		ゲムシタビン塩酸塩	ジェムザール®		○
		シタラビン	キロサイド®		○
		シタラビン オクホスファート水和物	スタラシド®	○	
		テガフール	フトラフール®	○	○
		テガフール・ウラシル配合	ユーエフティ®	○	
		テガフール・ギメラシル・オテラシルカリウム配合	ティーエスワン®	○	
		ドキシフルリジン	フルツロン®	○	
		トリフルリジン・チピラシル塩酸塩	ロンサーフ®	○	
		フルオロウラシル	5-FU	○	○
	葉酸代謝拮抗薬	ペメトレキセドナトリウム水和物	アリムタ®		○
		メトトレキサート	メソトレキセート®	○	○

付録 主な抗がん薬一覧

主な適応がん腫	悪心・嘔吐	下痢	倦怠感	脱毛	末梢神経障害	皮膚障害	骨髄抑制	腎障害	肝障害	心毒性	その他
骨肉腫、胚細胞腫瘍、小児悪性固形腫瘍など	○			○			○	○		○	出血性膀胱炎、性機能障害
悪性リンパ腫、乳がん、横紋筋肉腫など	○	○		○		○	○		○	○	口内炎、出血性膀胱炎、味覚障害、性機能障害
B細胞性非ホジキンリンパ腫、マントル細胞リンパ腫	○					○	○		○		便秘、静脈炎、性機能障害
多発性骨髄腫、悪性リンパ腫、小児固形腫瘍など	○	○					○		○		口内炎、性機能障害
膵・消化管神経内分泌腫瘍	○						○		○		血管痛、便秘、味覚障害、性機能障害
胃がん、肝臓がん、結腸・直腸がん、悪性リンパ腫など	○						○		○		性機能障害
骨髄腫、悪性リンパ腫、慢性骨髄性白血病など	○						○		○		性機能障害
悪性黒色腫、ホジキンリンパ腫、褐色細胞腫	○						○		○		血管痛、性機能障害
前立腺がん	○	○									女性化乳房、浮腫、性機能障害
悪性神経膠腫	○		○	○			○		○		性機能障害
慢性骨髄性白血病、同種造血幹細胞移植の前治療など	○	○					○		○	○	口内炎、性機能障害
結腸・直腸がん、膵がん、胃がん	○	○	○	○			○		○		血管痛、味覚障害、性機能障害
肺がん、卵巣がん、子宮頸がん、悪性リンパ腫など	○		○	○			○	○	○		性機能障害
肺がん、食道がん、子宮頸がん、胃がん、胆道がんなど	○		○	○	○		○	○	○	○	聴覚障害、味覚障害、性機能障害
肺がん、食道がん、卵巣がん、子宮頸がんなど	○						○				
急性白血病							○				
乳がん、結腸・直腸がん、胃がん	○	○				○	○			○	
非小細胞肺がん、膵がん、胆道がん、尿路上皮がん、乳がん、卵巣がん、悪性リンパ腫	○			○			○		○		肺障害
急性白血病、悪性リンパ腫	○	○		○			○		○	○	眼症状、性機能障害
成人急性非リンパ性白血病、骨髄異形成症候群	○						○		○		
消化器がん（胃がん、結腸・直腸がん）、乳がん、頭頸部がん	○	○					○		○		
頭頸部がん、胃がん、結腸・直腸がん、肝臓がん、胆囊・胆管がん、膵臓がん、肺がん、乳がん、膀胱がん、前立腺がん、子宮頸がん	○						○		○		
胃がん、結腸・直腸がん、頭頸部がん、非小細胞肺がん、乳がん、膵がん、胆道がん	○			○		○	○		○		
胃がん、結腸・直腸がん、乳がん、子宮頸がん、膀胱がん							○				
結腸・直腸がん	○	○	○				○				
胃がん、肝がん、結腸・直腸がん、乳がん、膵がん、子宮頸がん、子宮体がん、卵巣がん、食道がん、肺がん、頭頸部腫瘍		○				○			○	○	高アンモニア血症、口内炎、味覚障害、性機能障害
悪性胸膜中皮腫、非小細胞肺がん	○					○	○		○		口内炎、肺障害
肉腫（骨肉腫、軟部肉腫など）、急性白血病、悪性リンパ腫、慢性リンパ性白血病、慢性骨髄性白血病など	○	○		○			○	○	○	○	

（次頁へつづく）

殺細胞性抗がん薬

分類		一般名	主な商品名	投与経路 経口	投与経路 注射
代謝拮抗薬 核酸と競合して核酸代謝を阻害し、DNAまたはRNAの障害を起こす	プリン代謝拮抗薬	クラドリビン	ロイスタチン®		○
		クロファラビン	エボルトラ®		○
		ネララビン	アラノンジー®		○
		ヒドロキシカルバミド	ハイドレア®	○	
		フルダラビンリン酸エステル	フルダラ®	○	○
		ペントスタチン	コホリン®		○
		メルカプトプリン水和物	ロイケリン®	○	
トポイソメラーゼ阻害薬 トポイソメラーゼに結合し、その構造を安定化させることにより機能を阻害し、DNAの複製、転写、組み換えを抑制	トポイソメラーゼⅠ阻害薬	イリノテカン塩酸塩水和物	カンプト®、トポテシン®		○
		ノギテカン塩酸塩	ハイカムチン®		○
	トポイソメラーゼⅡ阻害薬	エトポシド	ベプシド®、ラステット®	○	○
抗がん性抗生物質 DNAと結合し、2重らせん構造に変化を生じさせることにより、DNAとDNA-ポリメラーゼやRNA-ポリメラーゼとの結合が阻害され、DNAやRNAの合成を阻害	アントラサイクリン系薬	アクラルビシン塩酸塩	アクラシノン®		○
		アムルビシン塩酸塩	カルセド®		○
		イダルビシン塩酸塩	イダマイシン®		○
		エピルビシン塩酸塩	ファルモルビシン®		○
		ダウノルビシン塩酸塩	ダウノマイシン®		○
		ピラルビシン塩酸塩	テラルビシン®、ピノルビン®		○
		ドキソルビシン塩酸塩	アドリアシン®		○
		ドキソルビシン塩酸塩 リポソーム注射剤	ドキシル®		○
		ミトキサントロン塩酸塩	ノバントロン®		○
	ブレオマイシン類	ブレオマイシン塩酸塩	ブレオ®		○
		ペプロマイシン硫酸塩	ペプレオ®		○
	その他	アクチノマイシンD	コスメゲン®		○
		マイトマイシンC	マイトマイシン		○
微小管阻害薬 β-チューブリンと結合し、微小管の正常な機能を抑制することで細胞分裂を停止させる	ビンカアルカロイド系	ビノレルビン酒石酸塩	ナベルビン®、ロゼウス®		○
		ビンクリスチン硫酸塩	オンコビン®		○
		ビンデシン硫酸塩	フィルデシン®		○
		ビンブラスチン硫酸塩	エクザール®		○
	タキサン系	カバジタキセル アセトン付加物	ジェブタナ®		○
		ドセタキセル	タキソテール®		○
		パクリタキセル	タキソール®		○
			アブラキサン®		○
	その他	エリブリンメシル酸塩	ハラヴェン®		○
その他		トラベクテジン	ヨンデリス®		○

付録 主な抗がん薬一覧

主な適応がん腫	悪心・嘔吐	下痢	倦怠感	脱毛	末梢神経障害	皮膚障害	骨髄抑制	腎障害	肝障害	心毒性	その他
ヘアリーセル白血病、低悪性度／ろ胞性B細胞性非ホジキンリンパ腫、マントル細胞リンパ腫						○	○				
急性リンパ性白血病	○						○		○		
T細胞急性リンパ性白血病、T細胞リンパ芽球性リンパ腫					○						中枢神経障害、傾眠
慢性骨髄性白血病							○	○			口内炎
急性骨髄性白血病、骨髄異形成症候群、悪性リンパ腫、多発性骨髄腫など	○		○				○			○	自己免疫性溶血性貧血
成人T細胞白血病リンパ腫、ヘアリーセル白血病	○						○	○	○		
急性白血病、慢性骨髄性白血病	○						○				
肺がん、乳がん、卵巣がん、胃がん、腸・直腸がん、膵がんなど	○	○		○			○				
小細胞肺がん、卵巣がん、子宮頸がんなど	○	○	○				○				口内炎
肺小細胞がん、子宮頸がん、卵巣がん、精巣腫瘍など	○		○	○			○			○	口内炎
胃がん、肺がん、乳がん、卵巣がん、悪性リンパ腫など	○	○		○			○			○	食欲不振、性機能障害
小細胞肺がん、非小細胞肺がん	○			○			○		○		
急性骨髄性白血病	○	○		○			○			○	食欲不振、口内炎、性機能障害
悪性リンパ腫、乳がん、膀胱がん、腎盂・尿管腫瘍など	○			○			○				
急性白血病	○			○			○		○		食欲不振、性機能障害
乳がん、胃がん、膀胱がん、腎盂・尿管腫瘍など	○		○	○			○				
悪性リンパ腫、乳がん、膀胱腫瘍、骨肉腫など	○		○	○		○	○			○	食欲不振、口内炎、性機能障害
卵巣がん、エイズ関連カポジ肉腫	○						○			○	食欲不振、口内炎、肺障害、性機能障害
慢性骨髄性白血病の急性転化を含む急性白血病など	○						○				食欲不振、口内炎、性機能障害
皮膚がん、頭頸部がん、肺がん、悪性リンパ腫など	○		○	○		○				○	食欲不振、口内炎、肺障害
皮膚がん、頭頸部がん、肺がん、悪性リンパ腫など	○		○	○							
小児悪性固形腫瘍	○		○			○	○				口内炎、神経過敏
慢性リンパ性白血病、胃がん、乳がん、膀胱腫瘍など	○		○				○	○		○	体重減少、口内炎
非小細胞肺がん、手術不能／再発乳がん	○	○	○	○	○		○				食欲不振、口内炎、静脈炎、便秘、肺障害
悪性リンパ腫、小児腫瘍など			○	○	○					○	下肢深部反射減弱・消失、四肢疼痛、筋萎縮、眩暈、排尿困難、イレウス、口内炎、便秘
慢性骨髄性白血病の急性転化を含む急性白血病など				○	○						便秘
悪性リンパ腫、精巣腫瘍、卵巣腫瘍など							○			○	知覚障害、末梢神経炎、けいれん、イレウス、消化管出血、味覚障害、便秘
前立腺がん		○	○				○				
乳がん、非小細胞肺がん、胃がん、頭頸部がん、卵巣がん、食道がん、子宮体がん、前立腺がん	○	○		○	○		○			○	過敏症、口内炎、味覚障害、便秘
卵巣がん、非小細胞肺がん、乳がん、胃がん、子宮体がん、頭頸部がん、食道がん、血管肉腫、子宮頸がん、胚細胞腫瘍	○			○	○		○			○	関節痛、筋肉痛、過敏症、口内炎、便秘
乳がん、胃がん、非小細胞肺がん、膵がん	○			○			○			○	
乳がん、悪性軟部腫瘍	○			○			○				
悪性軟部腫瘍	○		○				○		○		横紋筋融解症

殺細胞性抗がん薬

表2 分子標的治療薬・内分泌(ホルモン)治療薬・その他の抗がん薬

分類			一般名	主な商品名	投与経路 経口	投与経路 注射
分子標的治療薬	小分子化合物 分子量が小さく、細胞表面抗体や受容体タンパク質に限らず、細胞内分子も標的とする	EGFR阻害薬	アファチニブマレイン酸塩	ジオトリフ®	○	
			エルロチニブ塩酸塩	タルセバ®	○	
			オシメルチニブメシル酸塩	タグリッソ®	○	
			ゲフィチニブ	イレッサ®	○	
		HER2阻害薬	ラパチニブトシル酸塩水和物	タイケルブ®	○	
		BCR/ABL阻害薬	イマチニブメシル酸塩	グリベック®	○	
			ダサチニブ	スプリセル®	○	
			ニロチニブ塩酸塩水和物	タシグナ®	○	
			ボスチニブ水和物	ボシュリフ®	○	
		mTOR阻害薬	エベロリムス	アフィニトール®	○	
			テムシロリムス	トーリセル®		○
		ALK阻害薬	アレクチニブ塩酸塩	アレセンサ®	○	
			クリゾチニブ	ザーコリ®	○	
		VEGFR阻害薬	アキシチニブ	インライタ®	○	
			スニチニブリンゴ酸塩	スーテント®	○	
			ソラフェニブトシル酸塩	ネクサバール®	○	
			パゾパニブ塩酸塩	ヴォトリエント®	○	
			バンデタニブ	カプレルサ®	○	
			レゴラフェニブ水和物	スチバーガ®	○	
			レンバチニブメシル酸塩	レンビマ®	○	
		プロテアソーム阻害薬	ボルテゾミブ	ベルケイド®		○
		DNAメチル転移酵素阻害薬	アザシチジン	ビダーザ®		○
		ヒストン脱アセチル化酵素阻害薬	パノビノスタット乳酸塩	ファリーダック®	○	
			ボリノスタット	ゾリンザ®	○	
		BRAF阻害薬	ダブラフェニブメシル酸塩	タフィンラー®	○	
			ベムラフェニブ	ゼルボラフ®	○	
		ブルトン型チロシンキナーゼ阻害薬	イブルチニブ	イムブルビカ®	○	
	抗体薬 腫瘍細胞表面に表出している受容体タンパク質、血液細胞の表面マーカーなどを認識して、細胞増殖シグナルを遮断する	キメラ型抗CD20モノクローナル抗体	リツキシマブ	リツキサン®		○
		ヒト型抗CD20モノクローナル抗体	オファツムマブ	アーゼラ®		○
		ヒト化抗CCR4モノクローナル抗体	モガムリズマブ	ポテリジオ®		○
		抗腫瘍性抗生物質結合抗CD33モノクローナル抗体	ゲムツズマブオゾガマイシン	マイロターグ®		○

主な適応がん腫	悪心・嘔吐	下痢	倦怠感	脱毛	末梢神経障害	皮膚障害	骨髄抑制	腎障害	肝障害	高血圧	その他
非小細胞肺がん		○				○					口内炎
非小細胞肺がん		○				○	○				肺障害
非小細胞肺がん		○				○					
非小細胞肺がん		○				○			○		肺障害
乳がん		○				○					口内炎、心毒性
慢性骨髄性白血病、フィラデルフィア染色体陽性急性リンパ性白血病	○	○				○	○				眼瞼浮腫、心毒性
慢性骨髄性白血病、フィラデルフィア染色体陽性急性リンパ性白血病	○	○				○	○				出血、体液貯留
慢性骨髄性白血病	○		○			○	○		○		QT延長、高血糖
慢性骨髄性白血病	○	○				○	○		○		
腎細胞がん、膵神経内分泌腫瘍、乳がん	○					○	○				口内炎、肺障害
腎細胞がん	○					○	○				口内炎、肺障害
非小細胞肺がん						○	○				肺障害、味覚障害
非小細胞肺がん	○	○									視覚障害、肺障害
腎細胞がん	○	○	○			○			○	○	タンパク尿、甲状腺機能低下
消化管間質腫瘍、腎細胞がん、膵神経内分泌腫瘍		○	○			○			○	○	甲状腺機能低下、味覚障害
腎細胞がん、肝細胞がん、甲状腺がん	○	○	○	○		○				○	口内炎、甲状腺機能低下
悪性軟部腫瘍、腎細胞がん	○	○								○	毛髪変色、味覚障害、甲状腺機能低下
甲状腺髄様がん	○	○	○		○					○	角膜混濁、甲状腺機能低下
結腸・直腸がん、消化管間質腫瘍	○	○	○			○				○	発声障害、食欲減退、甲状腺機能低下
甲状腺がん		○	○							○	口内炎、タンパク尿、体重減少、甲状腺機能低下
多発性骨髄腫	○	○			○	○	○		○		高血糖、口内炎、味覚障害
骨髄異形成症候群		○				○	○		○		便秘
多発性骨髄腫		○					○				貧血
皮膚T細胞性リンパ腫	○						○	○	○		味覚障害
悪性黒色腫			○	○		○			○		浮腫
悪性黒色腫			○	○							
慢性リンパ性白血病						○					
B細胞性非ホジキンリンパ腫		○				○			○	○	IR、心毒性
慢性リンパ性白血病								○			IR
T細胞白血病リンパ腫	○					○		○	○		IR
急性骨髄性白血病	○	○	○				○		○		フィブリンDダイマー増加、IR

(次頁へつづく)

分類			一般名	主な商品名	投与経路 経口	投与経路 注射
分子標的治療薬	抗体薬 腫瘍細胞表面に表出している受容体タンパク質、血液細胞の表面マーカーなどを認識して、細胞増殖シグナルを遮断	微小管阻害薬結合抗CD30モノクローナル抗体	ブレンツキシマブ ベドチン	アドセトリス®		○
		抗EGFRモノクローナル抗体	セツキシマブ	アービタックス®		○
			パニツムマブ	ベクティビックス®		○
		抗HER2モノクローナル抗体薬	トラスツズマブ	ハーセプチン®		○
			ペルツズマブ	パージェタ®		○
		抗HER2抗体チューブリン重合阻害剤複合体	トラスツズマブ エムタンシン	カドサイラ®		○
		抗VERFRモノクローナル抗体薬	ベバシズマブ	アバスチン®		○
			ラムシルマブ	サイラムザ®		○
	免疫チェックポイント阻害薬	抗PD-1モノクローナル抗体	ニボルマブ	オプジーボ®		○
		抗CTLA-4モノクローナル抗体	イピリムマブ	ヤーボイ®		○
内分泌(ホルモン)治療薬	ホルモン産生阻害薬	LH-RHアゴニスト	ゴセレリン酢酸塩	ゾラデックス®		○
			リュープロレリン酢酸塩	リュープリン®		○
		LH-RHアンタゴニスト	デガレリクス酢酸塩	ゴナックス®		○
		アロマターゼ阻害薬	アナストロゾール	アリミデックス®	○	
			エキセメスタン	アロマシン®	○	
			レトロゾール	フェマーラ®	○	
		CYP17阻害薬	アビラテロン酢酸エステル	ザイティガ®	○	
	ホルモンレセプター機能阻害薬	SERM	タモキシフェンクエン酸塩	ノルバデックス®	○	
			トレミフェンクエン酸塩	フェアストン®	○	
		SERD	フルベストラント	フェソロデックス®		○
		抗アンドロゲン薬	エンザルタミド	イクスタンジ®	○	
			フルタミド	オダイン®	○	
			ビカルタミド	カソデックス®	○	
その他の抗がん薬		サイトカイン	インターフェロンアルファ	スミフェロン®		○
		免疫調節薬	サリドマイド	サレド®	○	
			レナリドミド水和物	レブラミド®	○	
			ポマリドミド	ポマリスト®	○	
		分化誘導薬	トレチノイン	ベサノイド®	○	
			三酸化ヒ素	トリセノックス®		○

IR:infusion reaction、インフュージョンリアクション。 SERM:selective estrogen receptor modulator、選択的エストロゲン受容体モジュレーター。 SERD:selective estrogen receptor downregulator、選択的エストロゲン受容体ダウンレギュレーター。

付録 主な抗がん薬一覧

主な適応がん腫	悪心・嘔吐	下痢	倦怠感	脱毛	末梢神経障害	皮膚障害	骨髄抑制	腎障害	肝障害	高血圧	その他
ホジキンリンパ腫、未分化大細胞リンパ腫	○	○	○		○	○	○		○		IR
結腸・直腸がん、頭頸部がん		○				○					低Mg血症、IR、口内炎
結腸・直腸がん						○					低Mg血症、IR
乳がん、胃がん											心毒性、IR
乳がん						○	○				心毒性、IR
乳がん						○					肺障害、心毒性、IR、血小板減少
結腸・直腸がん、非小細胞肺がん、卵巣がん、乳がん、悪性神経膠腫		○						○		○	出血、タンパク尿、口内炎、性機能障害
胃がん								○		○	出血、タンパク尿、血栓症、IR
悪性黒色腫、非小細胞肺がん、腎細胞がん		○				○					肺障害、甲状腺機能低下、過度の免疫反応、IR
悪性黒色腫		○				○					過度の免疫反応、IR
前立腺がん、閉経前乳がん									○		注射部位反応、ほてり
前立腺がん、閉経前乳がん									○		注射部位反応、ほてり
前立腺がん									○		注射部位反応、ほてり
閉経後乳がん	○								○	○	ほてり
閉経後乳がん	○								○		ほてり
閉経後乳がん	○								○		ほてり
去勢抵抗性前立腺がん									○	○	低K血症、高脂血症
乳がん	○										月経異常
閉経後乳がん									○		QT延長
閉経後乳がん									○		注射部位反応、ほてり
去勢抵抗性前立腺がん	○		○				○		○		血小板減少
前立腺がん	○	○									女性化乳房
前立腺がん	○										女性化乳房
腎がん、多発性骨髄腫、慢性骨髄性白血病など	○	○	○				○	○	○		肺障害
多発性骨髄腫									○		眠気、便秘、口内乾燥
多発性骨髄腫、骨髄異形成症候群		○	○		○	○	○		○		便秘、深部静脈血栓症、肺塞栓症
多発性骨髄腫		○	○				○	○			便秘、深部静脈血栓症、肺塞栓症
急性前骨髄球性白血病									○		レチノイン酸症候群、心毒性
急性前骨髄球性白血病	○		○			○	○	○	○		QT延長、低K血症

文献
1. 日本臨床腫瘍学会編：新臨床腫瘍学 改訂第4版. 南江堂，東京，2015.
2. 医薬品添付文書、医薬品インタビューフォーム各種.

（吾妻慧一）

索 引

和 文

あ

アーゼラ®	178
アービタックス®	180
アイエーコール®	174
亜鉛	82
アキシチニブ	178
悪性リンパ腫	156, 165
アクチノマイシンD	176
アクプラ®	174
アクラシノン®	176
アクラルビシン塩酸塩	176
アザシチジン	178
アズノール®	80
アセスメント	20, 65
圧迫止血	44
アドセトリス®	180
アドヒアランス	62
アドリアシン®	140, 155, 176
アナストロゾール	180
アナフィラキシー	46, 51
アバスチン®	148, 180
アピアランス支援	98
アビラテロン酢酸エステル	180
アファチニブマレイン酸塩	178
アフィニトール®	65, 178
アブラキサン®	176
アプレピタント	76
アミノトランスフェラーゼ	133
アムルビシン塩酸塩	176
アラノンジー®	176
アリミデックス®	180
アリムタ®	174
アルキル化薬	117, 141, 174
アルケラン®	174
アルコール過敏	47, 49
アレクチニブ塩酸塩	178
アレセンサ®	178
アレルギー	16, 46, 150
アロプリノール	166
アロマシン®	180
アンジオテンシンⅡ受容体拮抗薬	146
アントラサイクリン系	141, 161, 168, 176

い

胃がん	169
息切れ	137, 141
イクスタンジ®	180
意思決定	11, 63
イダマイシン®	176
イダルビシン塩酸塩	176
溢水傾向	166
イピリムマブ	180
イブルチニブ	178
イホスファミド	128, 174
イホマイド®	174
イマチニブメシル酸塩	178
イムブルビカ®	178
イリタント	55
イリノテカン塩酸塩水和物	89, 91, 176
医療廃棄物容器	26
イレウス	91
イレッサ®	178
インターフェロン アルファ	180
インフューザーポンプ	38
インフュージョンリアクション（IR）	44, 46, 150, 157
インライタ®	178

う・え

ウィッグ	98
ヴォトリエント®	178
栄養管理	81
栄養補助食品	84
エキセメスタン	180
エクザール®	91, 176
壊死性抗がん薬	55, 157
エストラサイト®	174
エストラムスチンリン酸エステルナトリウム水和物	174
エストロゲン	118
エトポシド	176
エネルギー必要量	82
エノシタビン	174
ティーエスワン®	174
エピルビシン塩酸塩	176
エベロリムス	65, 178
エボルトラ®	176
エリブリンメシル酸塩	176
エルプラット®	148, 174
エルロチニブ塩酸塩	178
エンザルタミド	180
炎症性抗がん薬	55
エンドキサン®	155, 174

お

黄体形成ホルモン	117
黄疸	133
オキサリプラチン	101, 148, 174
オシメルチニブメシル酸塩	178
悪心・嘔吐	72, 157
オダイン®	180
オピオイド	80, 91
オファツムマブ	180
オプジーボ®	180
おむつ	88
温罨法	58, 59, 88, 103
オンコビン®	91, 155, 176
オンコロジック・エマージェンシー	163
オンマイヤーポート	39

か

咳嗽	137, 167
潰瘍	104
家族ケア	171
カソデックス®	180
活動と休息のバランス	96, 136
カテーテルピンチオフ	36
カテコラミン	170
カドサイラ®	180
過粘稠症候群	173
カバジタキセル アセトン付加物	176
過敏症	46
カプレルサ®	178
カペシタビン	65, 148, 174
顆粒球コロニー刺激因子	125
カルシウム拮抗薬	146
カルセド®	176
カルバペネム系	125
カルボプラチン	25, 174
寛解	3
感覚の鈍化	103
肝機能	17
環境整備	77
がん緊急症	163
緩下剤	92
がんサバイバー	11
間質性肺炎	15, 66
間質性肺疾患	137
患者日記	75
肝性脳症	133
感染	18, 121, 168
乾燥	105
がん相談支援センター	13
含嗽薬	80
浣腸	93
カンプト®	91, 176
寒冷刺激	101

き

キシロカイン®	60
救急カート	52
救急蘇生法	52
吸水性シート	28
急性肝不全	135
急性骨髄性白血病	169
急性腎不全	128
急性白血病	164
急速進行性リンパ腫	164
休薬期間	4
胸部X線	140
亀裂	105, 108, 112
キロサイド®	174
筋肉注射	41

く

クーリング	170
クスマウル徴候	173
クッシング徴候	173
クラドリビン	176
クリゾチニブ	178
グリベック®	178
クレアチニンクリアランス（Ccr）	17, 127
クロファラビン	176

け

経口抗がん薬	62
経口補水液	84, 87
経皮的動脈血酸素飽和度（SpO$_2$）	139
下血	123
血圧	144
血液がん	164
血液の逆流	36, 56
血管外漏出	36, 44, 54, 158
血管確保	56
血管内皮増殖因子	128, 145
月経不順	116
血小板	18, 121
血清クレアチニン（S-Cre）	127
血栓塞栓症	151
血中アンモニア	132
血中クレアチンホスホキナーゼ	127

ゲフィチニブ 178	ジェムザール® 174	生理食塩液 28
ゲムシタビン塩酸塩 168, 174	ジオトリフ® 178	セカンドオピニオン 13
ゲムツズマブオゾガマイシン 178	弛緩性便秘 93	脊髄圧迫 173
下痢 66, 85, 92, 151, 167	色素沈着 114	セクシュアリティ 118
眩暈 146	糸球体濾過率 17	セツキシマブ 180
倦怠感 94, 133, 151	シクロホスファミド 128, 155, 174	赤血球 121
──の重症度評価 96	刺激伝導系 141	セフェム系 125
	シスプラチン 25, 128, 146, 165, 174	セプタム 35
こ	シタラビン　オクホスファート水和物 174	セルトリ細胞 116
降圧薬 146	失禁 88	セルフケア 13, 63, 68
高額療養費制度 10	しびれ 100, 150	──支援 65, 162
効果判定 4	脂肪肝 134	──能力 9, 63, 106, 162
高カリウム血症 160, 164	遮光袋 25	ゼルボラフ® 178
高カルシウム血症 172	手術療法 2	ゼローダ® 65, 148, 174
抗がん性抗生物質 176	腫脹 54, 105	全身状態 20
抗菌薬 125, 169	出血傾向 121	前投薬 28, 50
口腔ケア 83	腫瘍壊死因子 6	
高血圧 143, 144, 151	腫瘍崩壊症候群 128, 157, 163	**そ**
──クリーゼ 145	消化管穿孔 151	爪囲炎 112
抗コリン薬 88	上大静脈症候群 172	相互作用 64
好酸球 137	傷病手当金 10	総投与量 160
抗体薬 6, 46	小分子化合物 6	瘙痒 56, 110, 133
好中球 18, 121	情報収集 20, 65	ゾラデックス® 41, 180
──減少 168	情報提供 116	ソラフェニブトシル酸塩 178
口腔粘膜炎（口内炎） 66, 78, 151, 152	ショートハイドレーション法 128	ゾリンザ® 178
高尿酸血症 164	食事摂取量 82	ソル・コーテフ® 60
更年期様症状 118	食事療法 87	
紅斑 108, 112, 114	食欲不振 81, 151, 157	**た**
絞扼感 47, 101	女性化乳房 43	タイケルブ® 178
抗利尿ホルモン（ADH） 173	自律神経障害 101, 158	代謝拮抗薬 174, 176
高リン血症 164	止痢薬 88	体重測定 131
呼吸機能 18	心機能 17	大腸がん 148
呼吸困難 137, 141	腎機能 17	大量補液 131, 143
国際がんサポーティブケア学会 169	腎障害 127, 164	ダウノマイシン® 176
個人防護具（PPE） 27, 30	心臓超音波検査 18, 140, 141	ダウノルビシン塩酸塩 176
コスメゲン 176	心タンポナーデ 172	ダカルバジン 174
ゴセレリン酢酸塩 41, 180	心電図 140, 141	タキサン系 141, 168, 176
骨髄抑制 18, 121	心毒性 140, 157	タキソール® 91, 176
コデインリン酸塩 88	心不全 143	タキソテール® 91, 176
ゴナックス® 41, 180		タグリッソ® 178
コホリン® 176	**す**	多剤併用療法 162
コミュニケーションスキル 14	髄腔内投与 39	ダサチニブ 178
コリン作動性下痢 85	推算糸球体濾過値 164	タシグナ® 178
	髄注 39	脱水 87, 88, 131
さ	水分出納バランス 131, 166	脱毛 97, 158
ザーコリ® 178	スーテント® 178	タフィンラー® 178
サーファクタントタンパク質D 18	頭蓋内圧亢進 173	ダブラフェニブメシル酸塩 178
サイクル 2	スキンケア 106, 111, 115	タモキシフェンクエン酸塩 180
ザイティガ® 180	頭重感 146	だるさ 94
催吐性リスク 73	スタラシド® 174	タルセバ® 178
サイメリン® 174	スチバーガ® 65, 178	胆汁うっ滞 135
サイラムザ® 180	頭痛 146	タンパク尿 144, 150
ザイロリック® 166	ステロイド 59, 115, 139, 146	
サインバルタ® 103	──離脱症候群 158	**ち・つ**
坐剤 93	ストレプトゾシン 174	注射部位反応 42
左室駆出率 18, 140	スニチニブリンゴ酸塩 178	中心静脈ポート（CVポート） 35, 57
ざ瘡様皮疹 110	スピル 27, 29	中殿筋 41
殺細胞性抗がん薬 6, 174	スプラッシュ 27	腸管感染 85
ザノサー® 174	スプリセル® 178	腸管粘膜障害性下痢 85
サビーン® 60, 161	スミフェロン® 180	腸蠕動 90
サポート体制 62		──低下 93
サリドマイド 180	**せ**	──亢進 88
三酸化ヒ素 180	生活の質 2	直腸便貯留 93
酸素投与 139, 170	性機能障害 116	治療強度 3
サンラビン® 174	清潔管理 34	
	整腸薬 88	**て**
し	制吐薬 75	手足症候群 66, 104, 150
ジェブタナ® 176		低カルシウム血症 164

索引 183

テーピング		113
デカドロン®		60
テガフール・ウラシル配合		174
テガフール・ギメラシル・オテラシルカリウム配合		174
デガレリクス酢酸塩		41, 180
適応基準		15
デキサメタゾン		76
デクスラゾキサン		161
テストステロン		116
テタニー症状		163
手袋-靴下型の麻痺		100
テムシロリムス		178
テモゾロミド		174
テモダール®		174
デュロキセチン塩酸塩		103
テラルビシン®		176
電解質異常		86, 88
転倒リスク		131

と

動悸	141
凍結処置	113
疼痛	56
糖尿病	15, 156
動脈血酸素分圧	18
動脈ポート	38
投与スケジュール	10
トーリセル®	178
ドキシフルリジン	174
ドキシル®	176
ドキソルビシン塩酸塩	140, 155, 176
——リポソーム注射剤	176
ドセタキセル	48, 91, 176
トポイソメラーゼ阻害薬	176
トポテシン®	91, 176
トラスツズマブ	49, 141, 180
トラスツズマブ エムタンシン	180
トラベクテジン	176
トリアージ	163
トリセノックス®	180
トリフルリジン・チピラシル塩酸塩	174
トレアキシン®	174
トレチノイン	180
トレミフェンクエン酸塩	180

な・に・ぬ

内分泌（ホルモン）治療薬	6, 180
内分泌（ホルモン）療法	41
ナベルビン®	176
日常生活動作（ADL）	102
ニドラン®	174
ニボルマブ	180
ニムスチン塩酸塩	174
乳酸脱水素酵素（LDH）	137, 165
尿素窒素（BUN）	127
尿路感染	123
ニロチニブ塩酸塩水和物	178
妊孕性	118

ね・の

ネクサバール®	178
ネダプラチン	174
ネララビン	176
捻髪音	139
粘膜障害	152
脳性ナトリウム利尿ペプチド	140
ノギテカン塩酸塩	176

ノバントロン®	176
飲み合わせ	64
ノルバデックス®	180
ノンビシカント	55

は

パージェタ®	180
ハーセプチン®	180
肺炎	123
ハイカムチン®	176
敗血症	169
——性ショック	121, 169
肺障害	137
肺線維症	15
バイタルサイン	20, 39, 159
ハイドレア®	176
ハイドレーション	143
排便コントロール	92
パクリタキセル	49, 91, 101, 176
曝露	26, 44
播種性血管内凝固症候群（DIC）	165, 172
パゾパニブ塩酸塩	178
白金製剤	174
バックプライミング	28
白血球	18, 121
白血病	165
抜針指導	38
バッド・キアリ症候群	133
発熱	133, 167
発熱性好中球減少症	121, 167
パニツムマブ	180
パノビノスタット乳酸塩	178
パフォーマンスステータス	16
ハラヴェン®	176
パラプラチン®	174
半夏瀉心湯	89
バンデタニブ	178

ひ

ビアセチル®	174
非壊死性抗がん薬	55
皮下埋め込み式動脈ポート	38
皮下注射	41
ビカルタミド	180
ビシカント	55
微小管阻害薬	176
非ステロイド抗炎症薬	80
ビダーザ®	178
ヒドロキシカルバミド	176
ピノルビン®	176
ビノレルビン酒石酸塩	176
ビフィズス菌製剤	89
非ホジキンリンパ腫	155, 169
ヒューバー針	35
標準治療	4
表皮剥離	105
ピラルビシン塩酸塩	176
びらん	87, 112
ピリミジン代謝拮抗薬	174
ビリルビン	133
ビンカアルカロイド系	176
ビンクリスチン硫酸塩	91, 101, 155, 176
貧血	121
ビンデシン硫酸塩	91, 176
ビンブラスチン硫酸塩	91, 176
頻脈	141

ふ

ファリーダック®	178
ファルモルビシン®	176
フィジカルアセスメント	163
フィブリンシース	36
フィルグラスチム	170
フィルター	24
フィルデシン®	91, 176
フェアストン®	180
フェソロデックス®	41, 180
フェマーラ®	180
腹水	133
腹部膨満感	91
腹膜炎	93
服薬管理	62
浮腫	131, 133
ブスルフェクス®	174
不整脈	141
フタル酸ジ-2-エチルヘキシル	23
フトラフール®	174
不妊性	116
プライミング	26
フラッシュ	44
ブリプラチン®	174
プリン代謝拮抗薬	176
フルオロウラシル	38, 82, 168, 174
ブスルファン	66, 174
フルタミド	180
フルダラ®	176
フルダラビンリン酸エステル	176
フルツロン®	174
フルベストラント	41, 180
ブレオ®	176
ブレオマイシン塩酸塩	176
プレドニゾロン	155
ブレンツキシマブ ベドチン	180
フロセミド	130
プロトロンビン時間	132
分子標的治療薬	6, 62, 178

へ

米国臨床腫瘍学会	118
閉鎖式薬物移送システム（CSTD）	24
ベクティビックス®	180
ベサノイド®	180
ベバシズマブ	128, 148, 180
ヘパリン類似物質クリーム	106
ベプシド®	176
ペプレオ®	176
ペプロマイシン硫酸塩	176
ベムラフェニブ	178
ペメトレキセドナトリウム水和物	174
ヘモグロビン	18, 121
ベルクロ・ラ音	139
ベルケイド®	178
ペルツズマブ	180
ベンダムスチン塩酸塩	174
ペントスタチン	176
便秘	90, 151

ほ

膀胱がん	169
放射線療法	2
保湿剤	106
ボシュリフ®	178
補助化学療法	2
ボスチニブ水和物	178
発赤	54, 87, 105

ホットパック		88
ホットフラッシュ		43
ボディイメージ		98, 158
ポテリジオ®		178
ポマリスト®		180
ポマリドミド		180
ポリ塩化ビニル		23
ポリオキシエチレンヒマシ油		47
ボリノスタット		178
ボルテゾミブ		101, 178
ホルモン		118

ま・み

マイトマイシン		176
マイトマイシンC		128, 176
マイロターグ®		178
末梢神経障害		100, 149, 158
マブリン®		174
味覚障害		81
ミキシング		26
ミトキサントロン塩酸塩		176

む・め・も

無月経		116
メソトレキセート®		174
メトトレキサート		39, 128, 165, 174
メルカプトプリン水和物		176
メルファラン		174
免疫チェックポイント阻害薬		180
毛母細胞		97
モガムリズマブ		178
モニタリング		34, 48
モルヒネ塩酸塩・硫酸塩		88

や・ゆ

ヤーボイ®		180
薬物療法		2
ユーエフティ®		174
有害事象共通用語規準（CTCAE）		5
有酸素運動		96
輸液セット		22
輸液ポンプ		23, 57
輸血		125

よ

溶血性尿毒症症候群		128
葉酸代謝拮抗薬		174
腰椎穿刺		39
用量規制因子		5
ヨンデリス®		176

ら

ライディッヒ細胞		116
ラインの抜去		44
酪酸菌製剤		89
ラシックス®		130
ラステット®		176
ラスブリカーゼ		166
ラスリテック®		166
ラニムスチン		174
ラパチニブトシル酸塩水和物		178
ラムシルマブ		180
ランダ®		174

り

リザーバー		36
リツキサン®		155, 178
リツキシマブ		49, 50, 155, 178
利尿薬		130
留置確認		54
リュープリン®		41, 180
リュープロレリン酢酸塩		41, 180
鱗屑		112
リンデロン®		60

る・れ

累積投与量		101
冷罨法		59
冷感刺激		43
冷却		115
レゴラフェニブ水和物		65, 178
レジメン		4, 9
レトロゾール		180
レナリドマイド水和物		180
レブラミド®		180
レンバチニブメシル酸塩		178
レンビマ®		178

ろ・わ

ロイケリン®		176
ロイスタチン®		176
労作時呼吸困難		141
ロゼウス®		176
ロペミン®		88
ロペラミド塩酸塩		88
ロンサーフ®		174

数字・欧文

5-FU		174
5-HT$_3$受容体拮抗薬		76, 91

A・B

ADH不適合分泌症候群		172
ADL（activities of daily living）		102
ASCO（American Society of Clinical Oncology）		118
Beckの3徴候		173
BNP（brain natriuretic peptide）		156
bulky mass		165
B型肝炎		157
──ウイルス表面抗原		18

C

Ccr（creatinine clearance）		17
CFS（Cancer Fatigue Scale）		96
CIPN（chemotherapy-induced peripheral neuropathy）		100
CPK（creatine phosphokinase）		127
CRP（C-reactive protein）		124, 137
CSTD（closed system drug transfer device）		24
CTCAE（Common Terminology Criteria for Adverse Events）		5
C反応性タンパク		124

D・E・F

DEHP（di-（2-ethylhexyl）phthalate）		23
DIC（disseminated intravascular coagulation）		165, 172
dose-dense therapy		168
eGFR（estimated glomerular filtration rate）		164
FAM		38
FN（febrile neutropenia）		167
FOLFIRI		35
FOLFIRINOX		35
FOLFOX		35
FOLFOXIRI		35

G・H

G-CSF（granulocyte colony-stimulating factor）		125, 170
GFR（glomerular filtration rate）		17
HBs抗原（hepatitis B surface antigen）		18
HFS（hand foot syndrome）		104
HUS（hemolytic uremic syndrome）		128

I・J・K

in-out		130
IR（infusion reaction）		46
irritant		55
KL-6（sialylated carbohydrate antigen）		18, 137

L・M・N

LDH（lactate dehydrogenase）		137, 165
LH（luteinizing hormone）		117
LVEF（left ventricular ejection fraction）		18, 140
MASCC（Multinational Association of Supportive Care in Cancer）		169
──スコア		169
NCCN（National Comprehensive cancer Network）		96
nonvesicant		55
NSAIDs（non-steroidal anti-inflammatory drugs）		80, 130

O・P・Q

OAG（Oral Assesment Guide）		80
PaO$_2$（partial pressure of arterial oxygen）		18
PPE（personal protective equipment）		27, 30
PS（performance status）		16
PVC（polyvinyl chloride）		23
QOL（quality of life）		2

R・S・T・U

R-CHOP		155
SIADH（syndrome of inappropriate secretion of ADH）		173
SP-D（surfactant protein-D）		18, 137
SpO$_2$		139
TLS（tumor lysis syndrome）		163
TNF-α（tumor necrosis factor-α）		6

V・W・X・Y・Z

VEGF（vascular endothelial growth factor）		128, 145
vesicant		55
VOD（venoocclusive disease）		133
WHF		35, 38
WHO（World Health Organization）		62
XELOX＋ベバシズマブ		148

装丁：ビーワークス
本文デザイン・DTP制作：すずきひろし
カバー・本文イラスト：今井久恵
本文イラスト：村上寛人

がん化学療法看護 はじめの一歩

2016年12月27日　第1版第1刷発行	編　集　鈴木　美穂、濱　敏弘
2021年 6 月23日　第1版第6刷発行	発行者　有賀　洋文
	発行所　株式会社 照林社
	〒112-0002
	東京都文京区小石川2丁目3-23
	電　話　03-3815-4921（編集）
	03-5689-7377（営業）
	http://www.shorinsha.co.jp/
	印刷所　共同印刷株式会社

- 本書に掲載された著作物（記事・写真・イラスト等）の翻訳・複写・転載・データベースへの取り込み、および送信に関する許諾権は、照林社が保有します。
- 本書の無断複写は、著作権法上の例外を除き禁じられています。本書を複写される場合は、事前に許諾を受けてください。また、本書をスキャンしてPDF化するなどの電子化は、私的使用に限り著作権法上認められていますが、代行業者等の第三者による電子データ化および書籍化は、いかなる場合も認められていません。
- 万一、落丁・乱丁などの不良品がございましたら、「制作部」あてにお送りください。送料小社負担にて良品とお取り替えいたします（制作部 ☎0120-87-1174）。

検印省略（定価はカバーに表示してあります）
ISBN978-4-7965-2396-7
©Miho Suzuki, Toshihiro Hama/2016/Printed in Japan